発達障害を克服する
デトックス栄養療法

大森 隆史

はじめに

現在、発達障害の研究はアメリカが中心です。最近では、発達障害の発症要因は遺伝的なものだけでなく、有害重金属である水銀・鉛などの環境汚染物質が子どもたちの発達に影響を与えているとする論文が増え続けています。

一方、日本では有害重金属の研究は著しく減少し、遺伝子レベルの研究を目指す若い研究者が増え、発達障害の原因遺伝子を発見することに集中しています。

そして、発達障害の子どもたちに対する治療は、子どもたちが将来、社会的に自立できるようにするための教育、いわゆる「療育」が中心となっています。日本におけるこの状況は何年も変わっていません。これでは発達障害の根本的な解決にならないのではと危惧しています。

私は工学部で化学を研究した経験と臨床医であることを生かし、自ら考案したデトックス栄養療法（２０１８年8月に商標権取得）を15年前から発達障害の子どもたちの治療において実践しています。

デトックス栄養療法とは、体内に蓄積された環境汚染物質である有害重金属などをデトックス（排泄）する引き算と、健康を維持するために欠かせない必須ビタミンやミネラルを補給する足し算を組み合わせた治療法です。

具体的には、発達障害の子どもたちの脳神経の状態を推測するために、毛髪ミネラル、尿中有機酸などの検査を行って分析し、よくない影響を与えている有害物質を排泄し、その後、それぞれの子どもたちに必要な栄養素を補給していきます。

この治療過程において、子どもたちの症状や治療開始年齢の違いにより、改善のスピードは異なりますが、ほとんどの子どもたちそれぞれに好ましい変化が現れています。時間はかかっても、少しずつ言葉を身につけ、感性が豊かになっていく子どもたちを見ていると、発達障害の子どもたちとご家族の皆さんに、この治療が効果的であることを何としても伝えたくなります。

以前、「子どもの発達が遅いのでは？」と心配され病院を訪れたが、「まだ小さいので様子を見ましょう」と医師に言われるまま1年経過し、その後、再度受診したら「自閉症ですね」と言われ、とてもショックを受けたと私に話してくれたお母さんがいらっしゃいました。

このことから言えるように、少しでもわが子に心配なことがあるなら、まだ幼い場合でも、医療的見地から原因を見つける努力をすることも必要なのではないでしょうか。

本書は、私が15年以上にわたってデトックス栄養療法で子どもたちをサポートし続けてきた経験をもとにまとめたものです。２０１４年に出版した『発達障害を治す』（幻冬舎）では、海外を中心にした多くの文献から、発達障害発症のメカニズムや治療の重要性をまとめました。主に医療従事者、保育関係者などの医学知識を保有する専門家向けに書いたものであったため、一般の方には少し難しかったかもしれません。

そのことを踏まえ、本書では、実際に発達障害の子どもを抱えたご家族の皆さんに向けて、イラストや図を多用し、発症のメカニズム、要因から検査、治療方法と流れが分かるようにまとめました。さらに、15年ほどの間に、実際に治療を受けられたご家族の皆さんからよく質問された事がらについても解説しています。また、発達障害治療のもう一つの柱といえる療育との関係についても説明しています。

より深い理解を得ていただけるよう、項目ごとに関連する他の項目について、その番号を章の最後に記し、関連項目もあわせて読み進めていただけるような構成にしています。

私は臨床医であり、普段は成人患者向けの治療をクリニックで行っていますが、小さな子どもを持つご家族のために、発達障害専門のサポートもしています。そこでは、それぞれの子どもたちとそのご家族にあった最適な方法で、デトックス栄養療法を実践していただいています。また、少人数でのセミナー開催も検討しています。

本書最終ページには私へのメールアドレスとホームページアドレスを記載しました。どうぞホームページもご覧いただき、メールでご相談をいただきたく思います。

本書が子どもたちの「明日へ架ける橋」となり、子どもたちとご家族の未来がより輝きを増していく端緒になってくれることを祈っています。

最後になりますが、私と共に三人四脚でオリジナルサプリメントを用いたデトックス栄養療法に取り組んできた子どもたちとご家族の方々をはじめ、日々の診療、カウンセリングに従事してくれているスタッフ、家族へも感謝します。

２０１８年初秋

大森隆史

目次

第1章　発達障害と発症メカニズム

1　発達障害の発症状況

米国の小児精神科医であるカナー先生は、１９４３年に初めて自閉症に関する症例を報告しました。報告された11名の子どもたちの症状には、コミュニケーションのために言葉を使うことが難しく、嬉しい、悲しい、楽しいなどの感情をうまく表すことができないという特徴がありました。

その翌年１９４４年には、オーストリアの小児科医アスペルガー先生が、別の症例を報告しました。子どもたちの症状は、他者への関心が少なく、孤立することがある、また、発語はあるが、特定の出来事に強くこだわったり、会話の内容に偏りがあるなどでした。

その後、ゆっくりと発達障害の発症者は増加していきますが、１９８０年ごろから急激な増加を示し始めました。この増加の理由を診断基準が整備され、発達障害であるとの診断をしやすくなったからだと主張する人々がいます。しかし、それだけで発症が急増していることを説明することは難しいのです。

１９９０年代に、アメリカの上院議会で問題になったのは、ワクチンの防腐剤として利用されているチメロサール（体内で分解してエチル水銀になる）が原因ではないかということでした。

上院議員のダン・バートン氏は、彼の孫が自閉症の症状を示し始めた時、誕生時から１歳程度までに接種したワクチンの回数の多さに疑問を持ちました。そして、そのワクチンの中に、水銀防腐剤のチメロサールが含まれていることを問題にしました。

チメロサールは、１９３０年ごろに初めて合成され、それ以後に薬品の防腐剤として使用されてきました。チメロサールが使用され始め、10年以上経過して、カナー先生やアスペルガー先生が自閉症などの症例を報告したので、その関連も疑われます。さらに、チメロサールを含むワクチン（三種混合ワクチン、インフルエンザワクチン、B型肝炎ワクチンなど）の接種回数が、１９８０年ごろからアメリカで増加した事実もあります。

ダン・バートン氏が提唱して始まったチメロサールの安全性についての調査は、２年を要し、アメリカの上院議会での調査報告は、チメロサールの発達障害への影響は灰色という判断でした。

２年間の調査で、チメロサールを含むワクチン製造会社側の研究者は、チメロサール使用後の乳幼児の血液や尿中の水銀量を測定すると、速やかに排泄されていると報告しました。しかし、実際のワクチン接種をした子どもたちへの影響を調べるわけですから、脳内の水銀濃度を測定できないことは明らかです。報告書において、乳幼児の脳内の水銀量は測定されていないままにチメロサールのワクチンが安全であると断定されたため、この報告論文では、脳内への水銀の移動を否定できていません。

その後、ヨーロッパで行われた疫学研究でも、子どもたちの脳内の水銀の動きについて調査しないままに、チメロサールは安全であると報告されました。

一方で、基礎医学研究者はネズミを用いた研究で、チメロサール投与後に脳内の水銀が増加していることを報告しています。

このような研究報告のカラクリがありますが、チメロサール中の水銀の問題だけで、発達障害の発症者の増加を説明できるものではありません。自然環境汚染の悪化に加え、食材における有害物質の急激な増加も、考慮しなければならない問題だと思われます。

●ポイント

①チメロサールの疫学研究では、水銀の脳内への移行は調べずに安全としている。
②チメロサールが開発、使用されて約10年後にカナー先生、アスペルガー先生が症例を報告しているという事実がある。
③発達障害発症の環境要因として、有害物質の存在がある。

●関連項目

14　水銀と殺菌作用 ………… 76

2　乳幼児の発達と発達障害

　乳児は出生後、成長に伴って日常の動作が変化します。最初は仰向けの状態から、横に向き、次にうつ伏せになり、這い始めます。首がしっかりすると座ります。赤ちゃんの四肢の筋力がしっかりして協調的に動かすことにより、寝返りを打ち、うつ伏せになることができるのです。さらに首の周りの筋肉がしっかりしてきて、座った状態でも身体のバランスが取れるようになります。

　このように筋力やバランスを取る運動面での変化に伴い、感覚面での発達も起こり、それまで母親のするままになっていた赤ちゃんが、おもちゃを手に持って触り始めます。そして母親以外の存在に気づき、それを確認しようと、おもちゃを目の前に持ってきて見ようとします。しかし、まだ視力が十分でなくぼんやりとしか見えないため、手に持ったおもちゃを口に近づけ、さらには口に入れようとします。

　これらは手で触る触覚、目の前に物を持ってきて見ようとする視覚、それぞれの感覚機能が発達し始めていることの証明です。しかし、まだ視力が十分に発達していない段階では、口の周りの感覚で確認をしようと、おもちゃを口まで持っていきます。この口唇行動は、口の周囲の神経が敏感であるために起こるのですが、脳の中の扁桃体の発達と関係していると

乳児の感覚機能発達

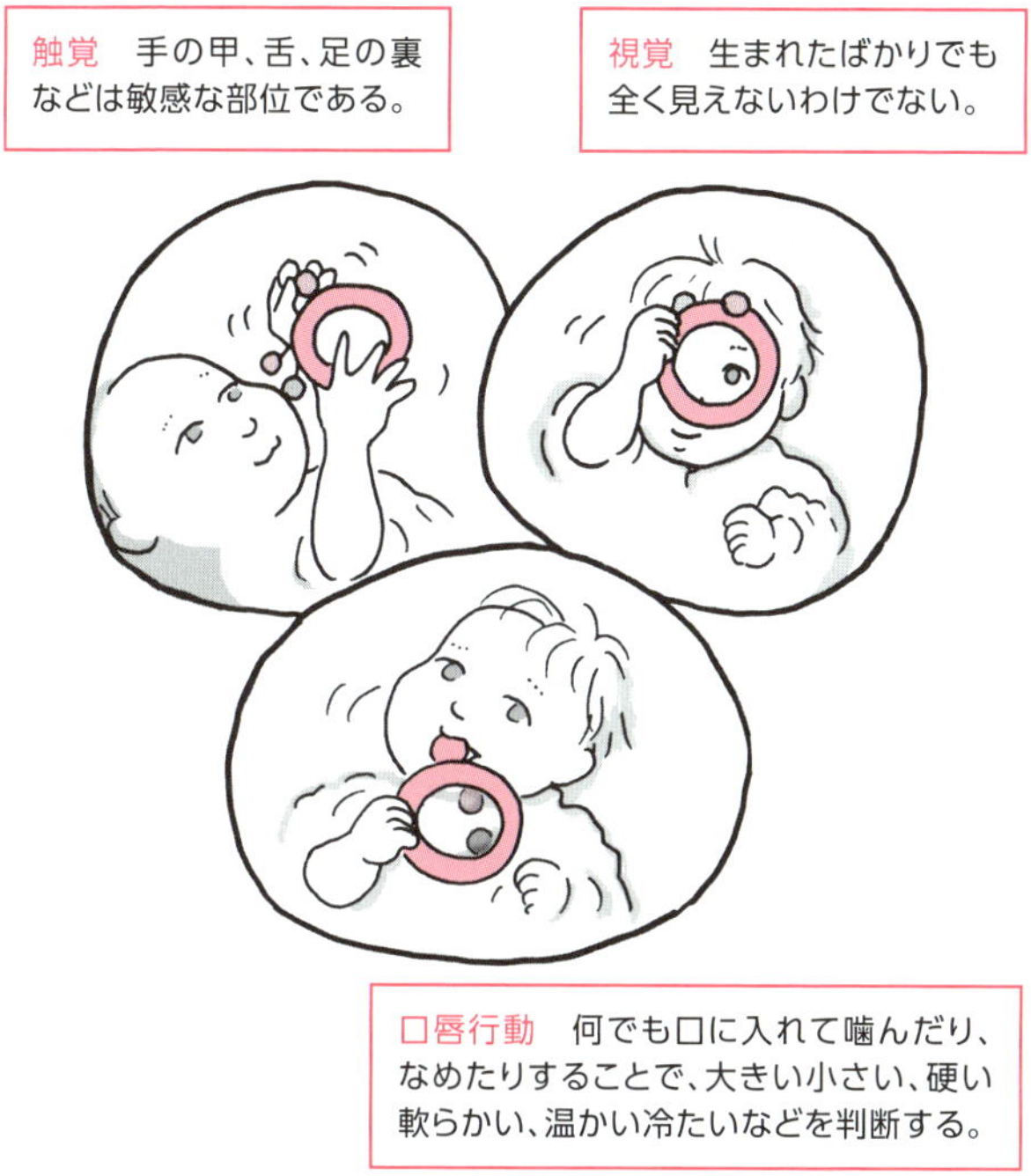
触覚　手の甲、舌、足の裏などは敏感な部位である。
視覚　生まれたばかりでも全く見えないわけでない。
口唇行動　何でも口に入れて噛んだり、なめたりすることで、大きい小さい、硬い軟らかい、温かい冷たいなどを判断する。

新生児でも大人と変わらない感覚を持っていて、その感覚を使いながら日々の刺激を感じ、成長をしていく。

いう報告もあります。

扁桃体は、喜怒哀楽の感情に関係する重要な神経の集合体で、言葉で表現する前の感情の変化をキャッチして、それを行動に表します。機嫌が良い時は笑顔を見せる、おしっこをしてオムツが汚れると、不快を感じて泣き始めるなどがその例です。

乳幼児の発達には、それぞれの時期に応じた発達課題という目標があります。身体的、精神的な成長をしながら、時間の経過ごとにその課題を通過していきます。しかし、発達に伴った課題を成し遂げることができないと、その成長過程に遅れるということになります。

前項で診断基準が整備されたため、1980年ごろから発達障害の発症者が急増したという説がある、と述べましたが、その診断基準の基本から作成されたものが、次ページの図「発達障害の分類」です。

自閉症とアスペルガー症候群は、広汎性発達障害というグループの中に含まれています。また、広汎性発達障害とは別に、注意欠陥・多動性障害（ADHD）というグループがあり、自閉症の子どもたちにも、注意欠陥や多動の症状が見られることがあります。

広汎性発達障害の症状としては、社会性・対人関係の障害、コミュニケーションや言葉の発達の遅れ、行動と興味の偏りなどがあり、視覚や聴覚などの感覚機能においては、過敏な症状が見られることもあります。

ADHDは、多動や衝動性と同時に注意力の欠如が基本的な特徴です。障害の分類として

発達障害の分類

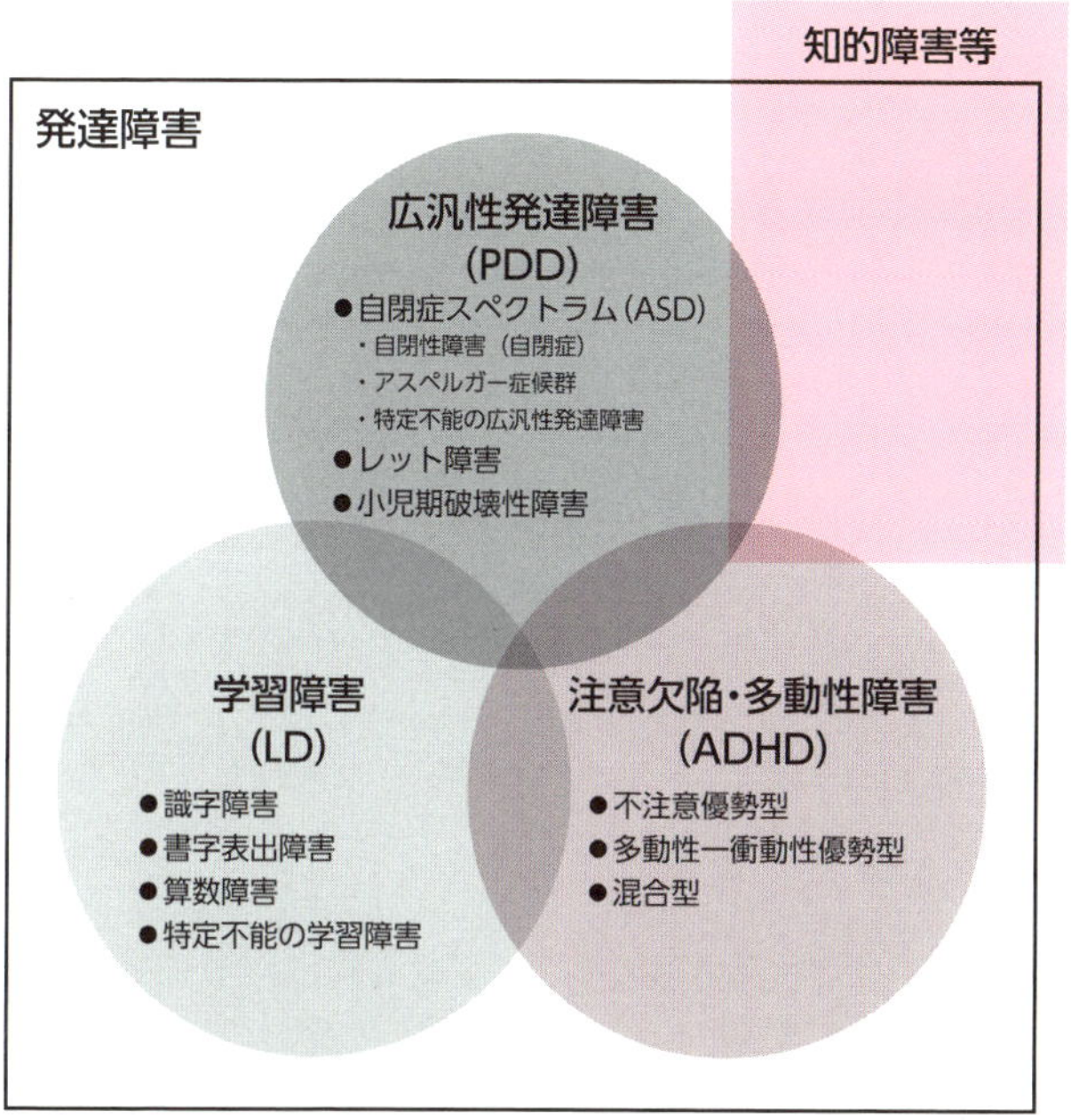

この図は、IDC-10（国際疾病分類第10版）とDSM-Ⅳ-TR（精神疾患の診断・統計マニュアル）を参考にして作成した概念図である。

発達障害はいくつかの種類に分類されている。

は3種類に分けられます。症状の発現には、ドーパミンやノルアドレナリンという神経伝達物質が関係しています。

学習障害も発達障害の分類の中に含まれています。学童期になって、学校での授業が始まり、文字を読んだり、算数の計算をしたりし始めると、その学習が不得手であることが分かり、学習障害という診断になります。

●ポイント

①乳幼児の発達には時期に応じた課題があり、成長しながらそれらをこなしていく。
②手足を動かす運動機能の発達に併せて、感覚機能（触覚、視覚など）が発達する。
③口唇行動は、脳神経の扁桃体の発達と関係していると言われている。
④広汎性発達障害は、最近では自閉症スペクトラムと呼ばれている。
⑤自閉症スペクトラムやＡＤＨＤの症状の発症には、神経伝達物質が関係している。

●関連項目

4　扁桃体と口唇行動……26

3 扁桃体と感情コントロール

米国の精神科医クリューバーとビュシーは、猿の扁桃体がどのような働きをするかを調べました。最初、猿がいる檻に蛇を入れると、猿は蛇を怖がって蛇に近づきません。しかし、猿の扁桃体を破壊すると、猿は蛇を怖がらなくなり、蛇を口に持っていく口唇行動を示します。このことから、扁桃体は喜怒哀楽の感情や恐怖心にも関連していることが分かります。

子どもたちの発達に関係する神経細胞の扁桃体や海馬では、グルタミン酸という興奮性アミノ酸の刺激で、カルシウムが細胞内に流入します。このカルシウムは神経細胞の活動を高め、その後、細胞外に排出されます。この反応が順調に行われると、脳は発達します。

しかし、水銀や鉛が脳内に存在すると、カルシウムが細胞外に排出されることを邪魔し、その結果、細胞内にカルシウムが蓄積し、過剰な刺激のために神経細胞は細胞死を起こします。このように水銀や鉛によって扁桃体がダメージを受けると、感情の変化が乏しくなり、恐怖心が減少したり、逆に恐怖心が強くなることがあります。

扁桃体でキャッチされた感情は、扁桃体のすぐ隣にある海馬に情報として伝えられます。本来、扁桃体で快、不快や恐怖心などを感じることは自然で、その情報を海馬に送って記憶させ、それ以降の行動を調整することが可能になります。ところが、極端な快の感情や、不安な感情を扁桃体がキャッチしそれを海馬に伝えてしまうと、その記憶がそれ以降の行動へずっと影響を及ぼすことになります。

例えば、神経伝達物質のドーパミンは、脳の活動開始時には必要ですが、開始した後も持続的にドーパミンが反応すると、多動になる可能性があります。また、ドーパミンが過剰に存在すると、扁桃体が左右され快情報を刺激し恐怖心が減少し、その結果攻撃性が高まり、周囲の人に対して攻撃的になったりします。このような場合は、ドーパミンのコントロールが必要になります。

扁桃体が健康的に成長すると、さまざまな情感が生まれます。嬉しい時には笑顔を見せ、悲しい時には涙を流します。時に不満があれば、やんちゃな行動をすることもありますが、これは成長過程における許容範囲の行動として必要なものです。

しかし、扁桃体による感情のキャッチがうまくいかないと、周囲の状況に対して感情的な対応がうまくできなくなります。集団生活の中で身につく周囲とのコミュニケーションには、扁桃体を介しての感情の動きが根底にあるのです。

子どもが友達との様子や、学校での出来事を楽しそうに報告している時は、扁桃体が健康的に活動していると考えられるでしょう。

発達に重要な脳神経系と神経伝達物質

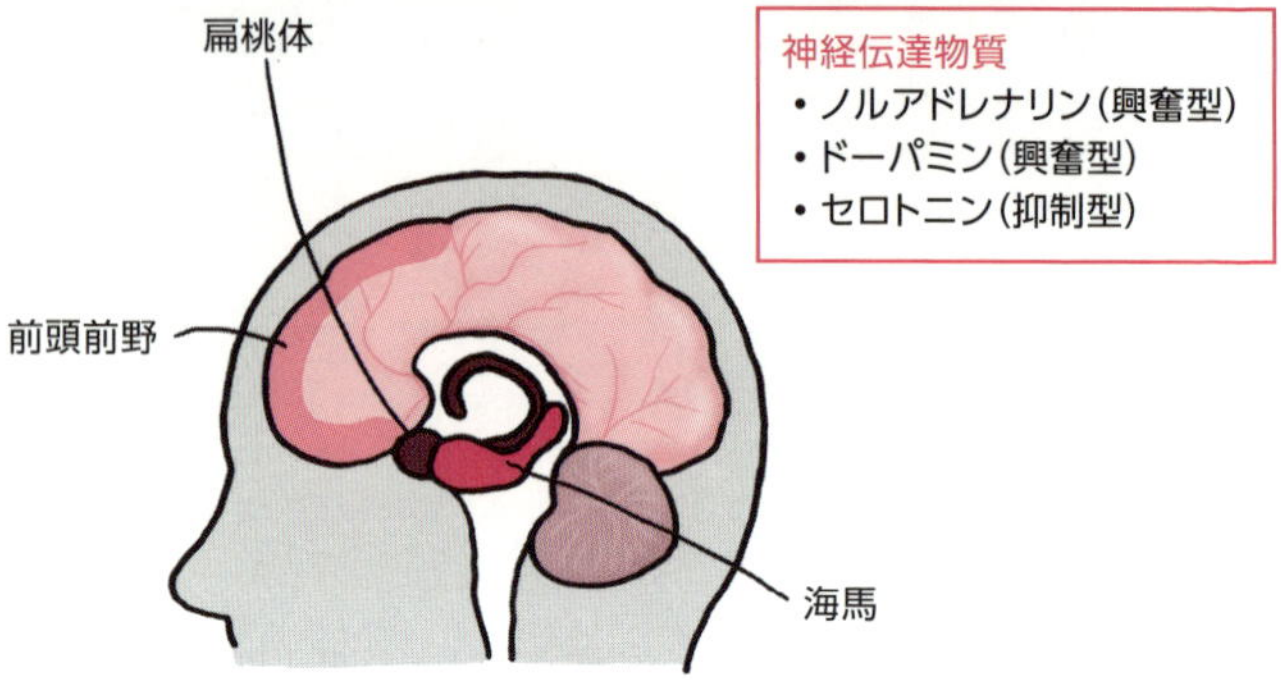

神経伝達物質は 100 種以上も存在すると言われている。これらの神経伝達物質がバランスよく働くことによって、脳の機能は健全に成長することができる。

感覚情報処理の流れ

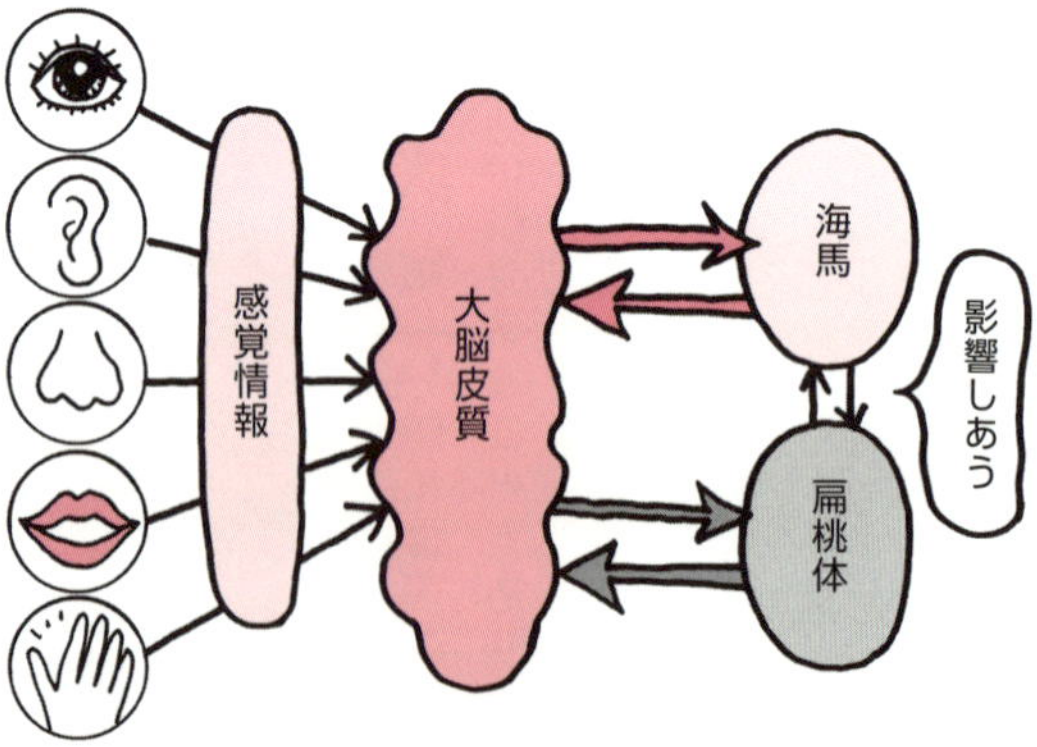

扁桃体は五感を通し脳に入った情報の情動反応を処理する器官である。

●ポイント

①扁桃体は喜怒哀楽（感情の変化）を感じ取る。
②海馬は感情の変化が生じた時の記憶を記録し、それ以降の行動を調整する役割を持つ。
③扁桃体には、ドーパミンやグルタミン酸が関与している。
④子どもの成長過程において、扁桃体、海馬の発達が重要になる。

●関連項目

16　カルシウム、鉛と神経細胞……85
34　デトックス栄養療法と療育……166
35　デトックス栄養療法と認知機能……171

4　扁桃体と口唇行動

赤ちゃんは母親の胎内にいる時、羊水のプールの中で育ちます。羊水はコンソメスープのような味といわれますが、赤ちゃんはまだ口を開けて味わうことができないので、口を閉じたまま口の周りの皮膚で味わうといわれています。

出生後は、次第に口の周辺の味覚が口腔内に移動して、味覚を感じるようになります。おもちゃを口の辺りに持ってきて、口周辺の神経で確認しようとすることを口唇行動といいと前項で説明しましたが、この口唇行動で何でも口に入れようとするのは、おもちゃを確認するというきちんとした目的があるからです。赤ちゃんの視力がしっかりしてくると、おもちゃの色を見分け、形を捉えることができるようになるので、口唇行動を行わなくなります。

文献によると、猿の扁桃体を含む両側の側頭葉を破壊すると、口唇傾向（周囲にある物を手あたりしだいに口に持っていき、舐めたり、噛んだりする）が出現することが報告されています。このようなことからも、扁桃体が口唇行動と関係していることが分かり、赤ちゃんの口唇行動も視覚の未熟さによるものだけでなく、扁桃体の未発達が関係しているといえます。

神経細胞が数多く集合した扁桃体の働きが、有害重金属などの環境汚染物質に影響を受けると、扁桃体の成長がゆるやかになり、口唇行動が継続することも考えられます。ある程度の年齢になっても、子どもたちに指しゃぶりや毛布、タオルなどの端を口に持っていく口唇行動が残っている場合は、これを無理やり止めさせるのではなく、口唇行動の背景にある現象を理解し、扁桃体を育てていく方法を実践して、自然に口唇行動が減少するように取り組んでいきましょう。

具体的な方法としては、有害物質を排泄させ、脳神経に必要な栄養素を補給するデトックス栄養療法を毎日きちんと行うこと、そしてそれに並行して、扁桃体の働きを高める療育を行うことです。

何気なく見ていた赤ちゃんの日々の成長の背景に、非常に重要な脳の働きが隠れていますので、赤ちゃんの行動の小さな変化を見逃さずメモや日記などに記録し、後から確認できるようにしておくと良いでしょう。

情動反応と記憶を司る扁桃体

扁桃体の機能
恐怖感　不安　悲しみ　喜び
痛み　記憶　直観力　価値判断
情報処理　交感神経関与　など

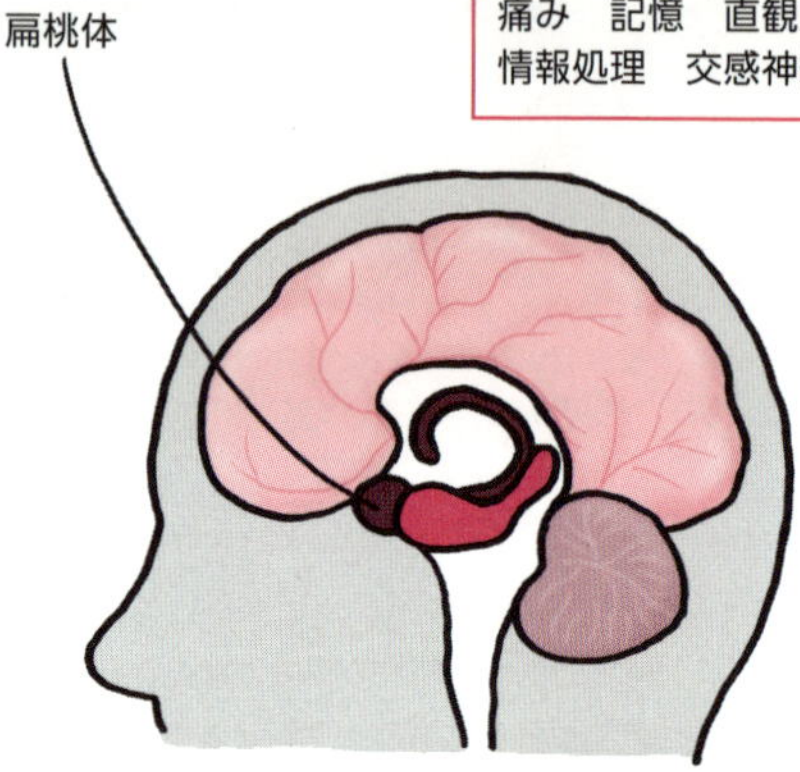

扁桃体は直径１センチメートルの丸い組織で、人間の生存に必要な役割を果たしている。
例えば、食べ物の好き嫌い、人を好きになる、ゴキブリが不快、高い所が怖いなども、扁桃体の働きによるものである。

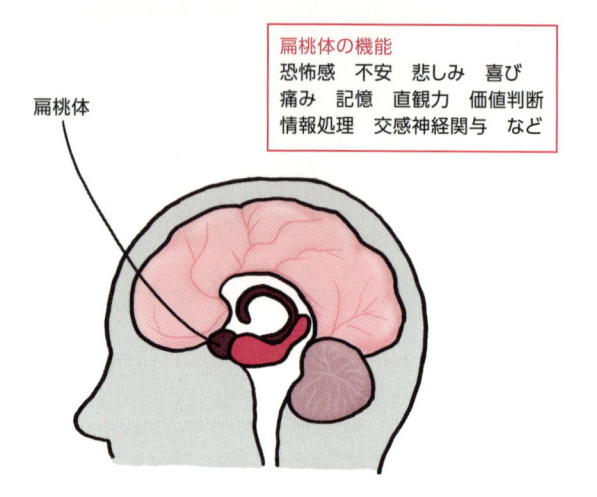

●ポイント

①扁桃体と口唇行動は関係があり、扁桃体の発達がゆっくりしていると、口唇行動が残ることがある。

②扁桃体を発達させるためには有害物質のデトックスを行いながら、必要な栄養素を補給することが大切である。

●関連項目

5　言葉の発達と自閉症

赤ちゃんは、言葉を発するようになる前に、「あ〜あ〜」「ばぶばぶ」などの喃語《なんご》という発語を始めます。その後、しばらくしてから口唇を使っての単語を発するようになります。

また、後の項で詳しく説明しますが、舌を使っての発音はアセチルコリン神経系に関係し、口唇を使っての発音はドーパミン神経系に関係しています。これらの音はお母さんの口の動きを見ていたりして、偶然に発音されることがあります。喉の奥で発音されるア行やハ行の音は、ノルアドレナリンが関係していますが、これらは発音しにくい音のため、発語には時間が必要になります。

発語には、耳から聞こえる音を聞き取る必要があります。まずは、周囲の人々の話している言葉を聞き、その中から一つの単語を抽出して、発音を行うことから発語につながります。ですから正確な音を聞き取り、聞き分けることができない状態で発語すると、言葉として成り立たない宇宙語になってしまいます。

周囲からの言葉を正確に聞き分けるためには、聴力がしっかりしていなければなりません。外部からの音は、耳の外耳を経由して鼓膜に届きます。鼓膜を振動させ、鼓膜の内側にある3個の耳小骨の動きが、さらに奥にある蝸牛に伝わっていきます。蝸牛は読んで字のごとく、カタツムリの形をしていて、その中に有毛細胞があります。この有毛細胞は、音の振動をキャッチするためにブラシのような構造を持っています。このブラシの根元にプレスチン(Prestin)というタンパク質があり、これが伸び縮みをして、大きな音や高音を聞き取れるように働いています。これらの部位の働きがしっかりして、初めて正確に音を聞き取れるようになるのです。

音の聞き分けに重要な有毛細胞のプレスチンには、甲状腺ホルモンの補助が必要です。何かの原因で甲状腺機能低下症があると、有毛細胞の成長が不十分になり、聴力低下になる危険性があります。出生時に、甲状腺ホルモン検査を行って値が若干低い場合、軽度の聴力障害が起きていることがあり、その後の言語習得が阻害されやすくなります。

甲状腺ホルモンは水銀に影響を受けやすく、水銀量が多くなると甲状腺ホルモンの働きは低下し、プレスチンが少なくなり、音を聞き取りにくくなります。

では、なぜ甲状腺ホルモンが水銀の影響を受けるのかを検討してみましょう。

甲状腺では、アミノ酸のチロシンにヨウ素が４個結合したT4という甲状腺ホルモンが合成されます。しかし、これは未完成品です。

甲状腺ホルモンのT4は各臓器に送られ、そこでヨウ素が１個減少したT3に変化します。T3は活性型として、組織の代謝を高めます。このT4からT3に変化する時、ヨウ素を除去する酵素にセレン(Selenium)が必要です。しかし、このセレンは水銀と結合しやすいという性質

聴覚系の構造

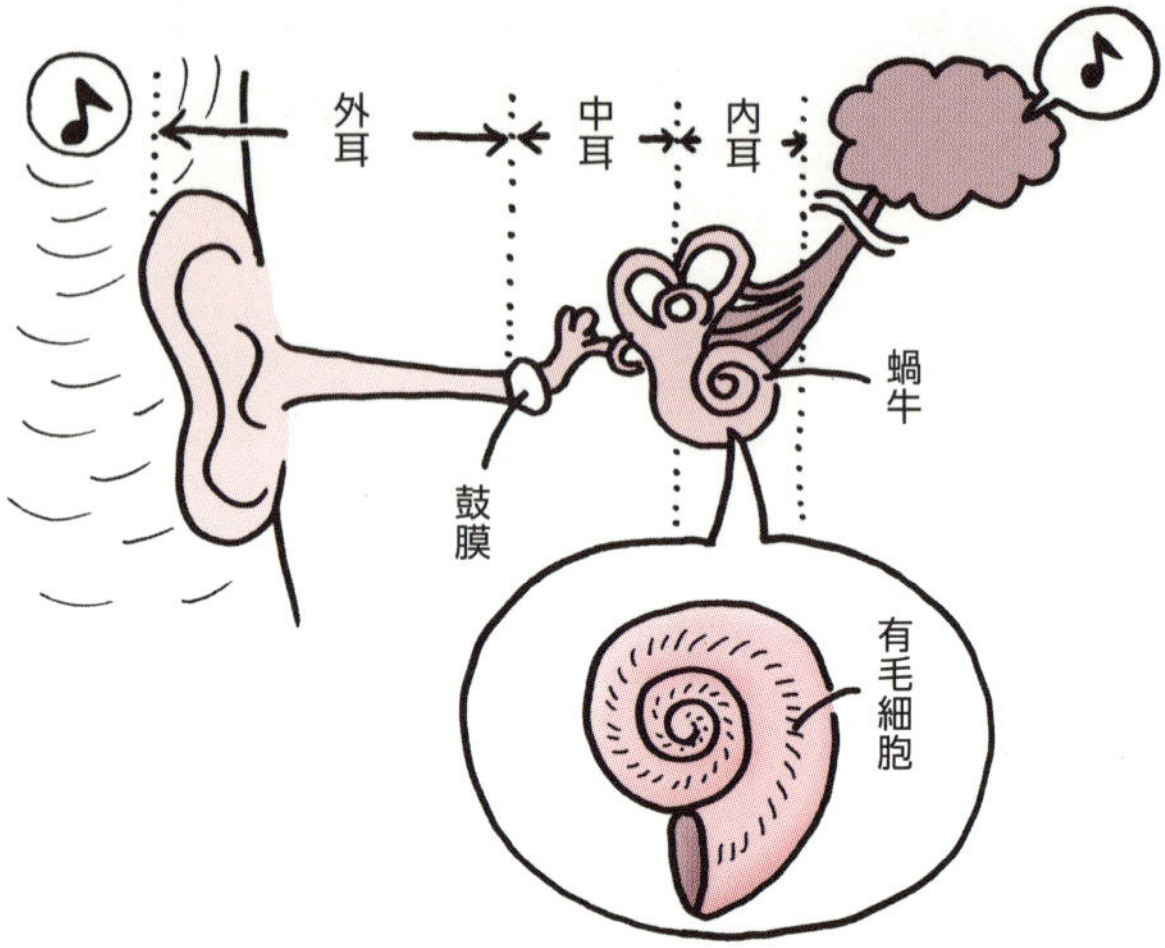

カタツムリのような形をした蝸牛の内部はリンパ液で満たされ、鼓膜、中耳を通ってきた音はこのリンパ液に伝わる。
蝸牛の内部にある有毛細胞の表面にある上毛が波打つように動き、音の波動が広がり、内耳の奥にある聴神経へと伝わる。

があります。体内に水銀が多いと、水銀とセレンが結合して排泄され、セレン不足になり、甲状腺ホルモンT4はT3へ変換されにくくなります。その結果、耳の蝸牛では、プレスチンが合成できなくなり、聴力の低下が起きる危険性があります。

また、聴力に関係する有毛細胞の糖鎖*にも水銀は影響している可能性があります。

＊　10種類の糖（単糖類）が鎖状につながったもので、細胞の表面にうぶ毛のようにくっついて、センサーのような働きをしている。

●ポイント

①発語には聴覚の発達が重要である。

②発語には口唇、舌、咽頭などが関与し、それぞれに神経系が関係している。

③聴覚の発達には、甲状腺ホルモンが関与している。

④甲状腺ホルモンにはセレンが必要であるが、水銀の存在で働きが低下してしまう。

●関連項目

27 足し算のミネラル …… 135

31 デトックス栄養療法と発語、口唇音、舌音、咽頭音 …… 153

39 サプリメント …… 190

6　斜め見と発達障害

甲状腺ホルモンは細胞の代謝活性に関係し、聴力に関係する細胞の働きに重要であることを前項で述べましたが、実は聴力だけでなく、視力にも影響している可能性があります。

発達障害の子どもたちの中に、字や絵を見る時「斜め見」をする子どもがいます。自閉症の専門書を読むと、子どもたちが「斜め見」をするということは書いてありますが、「斜め見」の原因は説明されていません。そこで、この「斜め見」のメカニズムを文献などから検討する中で、この行為は子どもたちだけが行うものなのか、と疑問を持ちました。そして、一般の大人たちにも「斜め見」の経験があることに気づきました。

例えば、真っ暗な部屋の中で移動をする時、テーブルにぶつからないように、テーブルを真正面に見て動こうとするとうまく確認することができません。しかし、少し目をそらして横目でテーブルを見ると、その輪郭が見えてきます。

これは、網膜の奥にある錐体細胞が色の識別をすることによって、物の形を実感することに関係しています。明るい場所では、錐体細胞は色の識別が可能となって働きますが、暗闇の中では色がないので、錐体細胞では形の確認ができないのです。このような場合、白黒の濃淡で形を識別することのできる、錐体細胞の周辺にある桿体細胞を利用します。この桿体細胞は「斜め見」をすると利用できるようになるのです。

錐体細胞で色を識別する時に利用する色素は、甲状腺ホルモンの刺激で合成されます。しかし、水銀の影響で甲状腺ホルモンが十分に働かないと、色素が十分に作られず、色の識別をする錐体細胞が利用できなくなります。この結果、やむを得ず桿体細胞を使って見ようとするので、物を斜めに見ることになります。

「斜め見」をする子どもたちは、色の識別を白黒のコントラストに置き換えて確認し、物を見分けようとしていると考えられます。「斜め見」をすることで、ある程度の形を捉えることはできますが、例えばそれを絵にして表現する時、本来の色を再現できないので、単色で描くことが多くなります。ですので「斜め見」をしながら、限られた色のクレヨンで絵を描く子どもの場合、水銀の影響を検討してみる必要があります。

また、普通のバイバイと異なる「逆手バイバイ」という動作があります。大人が普通に手のひらを振ってバイバイすると、発達障害の子どもの一部は、手の腹を自分の方に向けて振る動作をします。この動作も両眼で斜め見をして、手の腹を立体的に把握できないために起きるのではないかと考えられます。

また、「斜め見」をすることが続くと、斜視になる可能性も出てきますので、注意が必要です。

視細胞の分布のようす

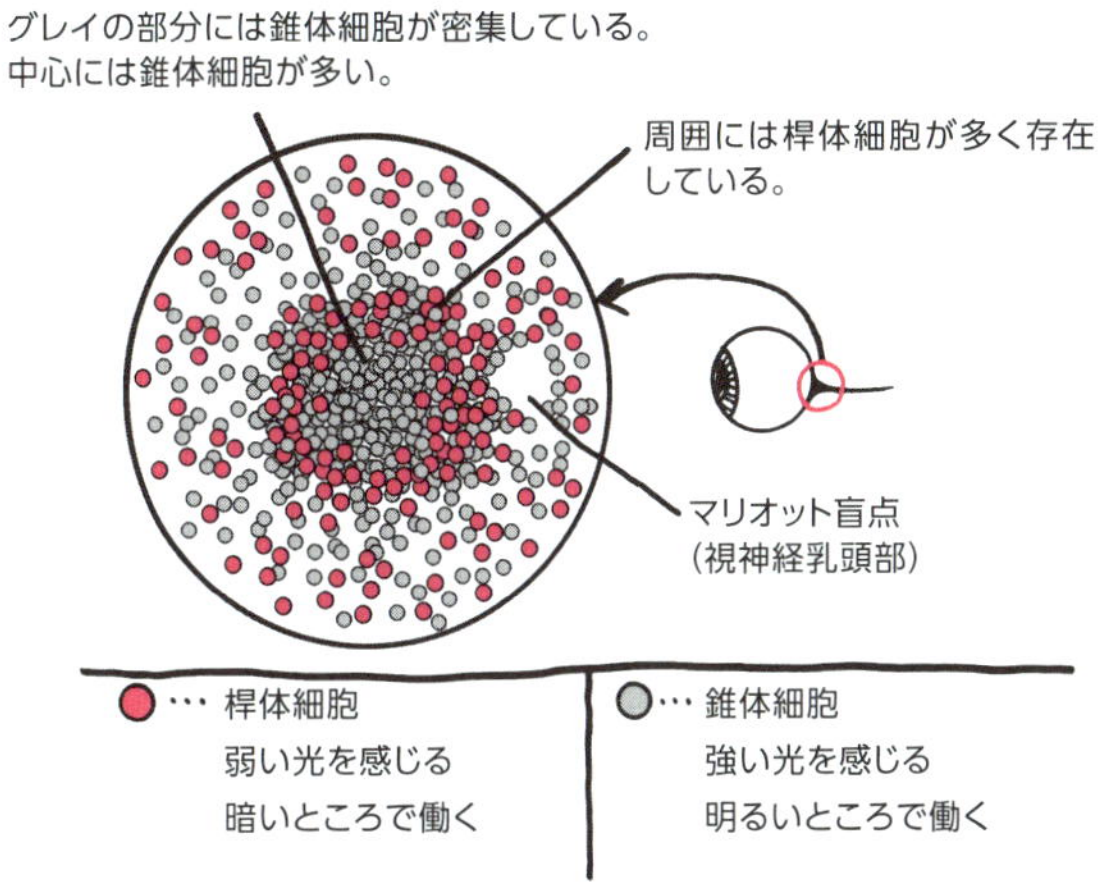

斜め見と逆さバイバイ

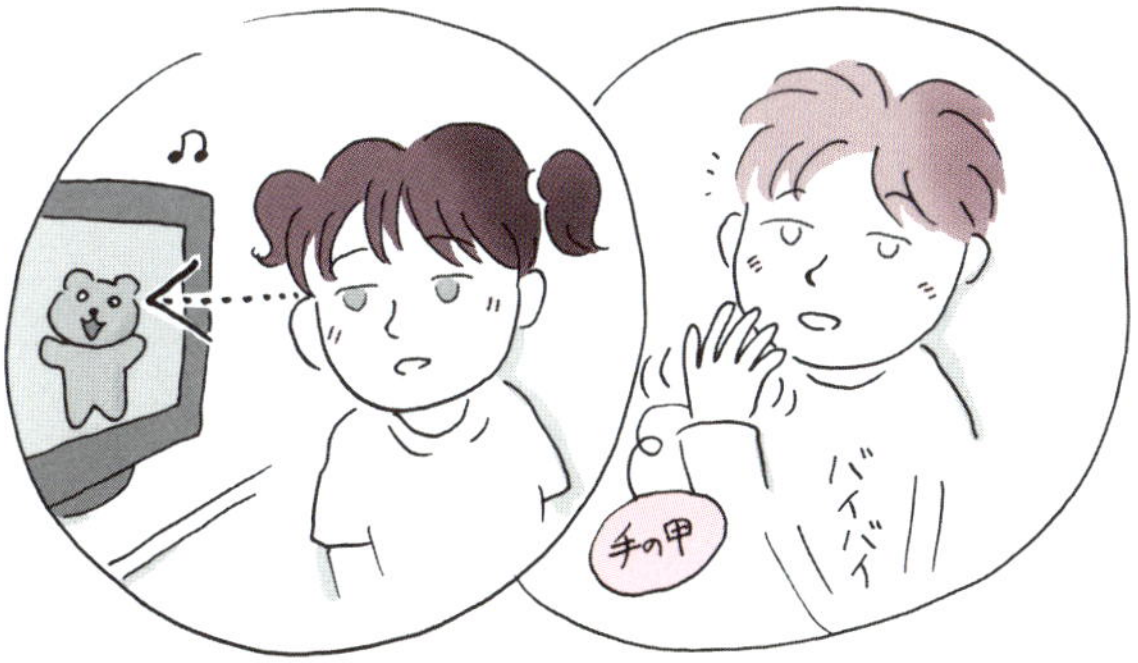

日常生活における子どものちょっとした行動を、注意して観察することも大切である。

●ポイント

①斜め見は、網膜の錐体細胞の働きに関係している。
②錐体細胞は色の識別で、物の形を認識する。
③錐体細胞の働きは、甲状腺ホルモンの関与を受けている。
④甲状腺ホルモンは、水銀の影響を受けやすい。
⑤錐体細胞の機能が弱いと桿体細胞が補完し、その結果、「斜め見」が出現する。

●関連項目

24 身体に優しい引き算、デトックス……122
26 足し算のビタミン……131
27 足し算のミネラル……135

7　腸管壁浸漏症候群と食物アレルギー

アレルギー性皮膚炎や花粉症というアレルギーの病気に加え、最近は食物アレルギーという言葉を聞くことが増えてきました。卵アレルギーやソバアレルギーというものが、食物アレルギーの代表として知られていますが、近年では、卵、ソバに限らないさまざまな食物がきっかけとなって、アレルギー症状を現すことが分かっています。

アレルギーには蕁麻疹のように皮膚にアレルギーの原因が直接触れて、短時間で症状が現れる、「即時型アレルギー」と呼ばれるものと、１日くらい経ってから身体の倦怠感や気分変動で症状が現れてくる、「遅延型アレルギー」と呼ばれるものがあります。食物アレルギーは、即時型の場合もありますし、遅延型の場合もあります。

即時型のアレルギー反応にはIgE抗体が関係し、遅延型のアレルギー反応にはIgG抗体が関係しています。これらの抗体を生み出すのは、白血球の仲間であるリンパ球というものです。人間の身体に害を及ぼすと考えられる異物と白血球が出会うと、白血球は異物を排除しようと、異物に向かって飛び道具のような抗体を作ります。この抗体の種類にIgEとIgGがあり、それぞれの働き方によって、即時型や遅延型のアレルギーという反応が生じます。

白血球が抗体を作って異物と反応し始めると、連鎖反応のように次々と反応が広がります。

皮膚や粘膜でこのような反応が起きると、白血球が血管の外に出ていこうとし、血管の壁に隙間ができ、血管からにじみ出てきます。

また、腸の粘膜でこのような反応が起きた場合、腸管粘膜はむくみ（浮腫）、腸粘膜細胞の間に隙間ができるようになります。本来の腸管粘膜にある通路ならば、栄養素のタンパク質はアミノ酸まで分解されてから血液中に入りますが、腸管粘膜に隙間ができると、アミノ酸まで分解されていないペプチド（アミノ酸が数個程度結合した物質）が通過し、血液中に侵入してしまいます。この状態を、腸管壁浸漏症候群（Leaky Gut Syndrome）といいます。

腸管壁浸漏症候群になる原因の一つに、水銀などの有害重金属があります。魚類中の水銀などはタンパク質と結合しやすく、食物中のタンパク質に水銀が結合すると、本来の食物を異物と勘違いした白血球が攻撃を始め、飛び道具であるIgEやIgGを作り始めます。食物がアレルギーの原因となるのは、このような水銀などの有害重金属との結合のためです。

水銀はかつて「赤チン」と呼ばれて、消毒剤に使用されていました。運動会で転んで膝に擦り傷ができると、赤チンを塗ってもらった経験のある方もいらっしゃるのではないでしょうか。これは、赤チンの中にある水銀の殺菌作用を利用してのものですが、水俣病の問題などもあり、現在、赤チンの使用は少なくなっています。魚に含まれるメチル水銀もこれと同じような働きで、腸内の善玉菌を殺菌します。

一方、酵母菌などの真菌は、水銀に抵抗性を示して生き残ります。すると腸内細菌のバラ

正常な腸粘膜と腸管壁浸漏症候群

正常な腸粘膜

分解されないたんぱく質や、有害菌などはブロックする。

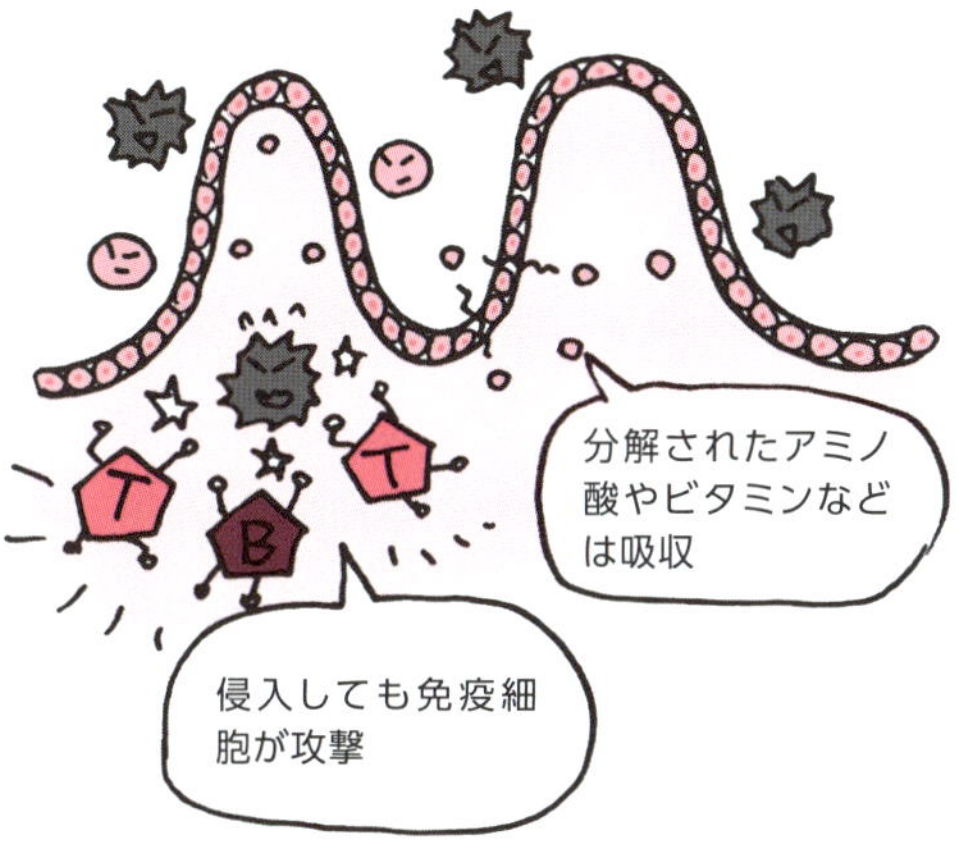

腸管壁浸漏症候群

粘膜が傷つき、間に隙間ができる。

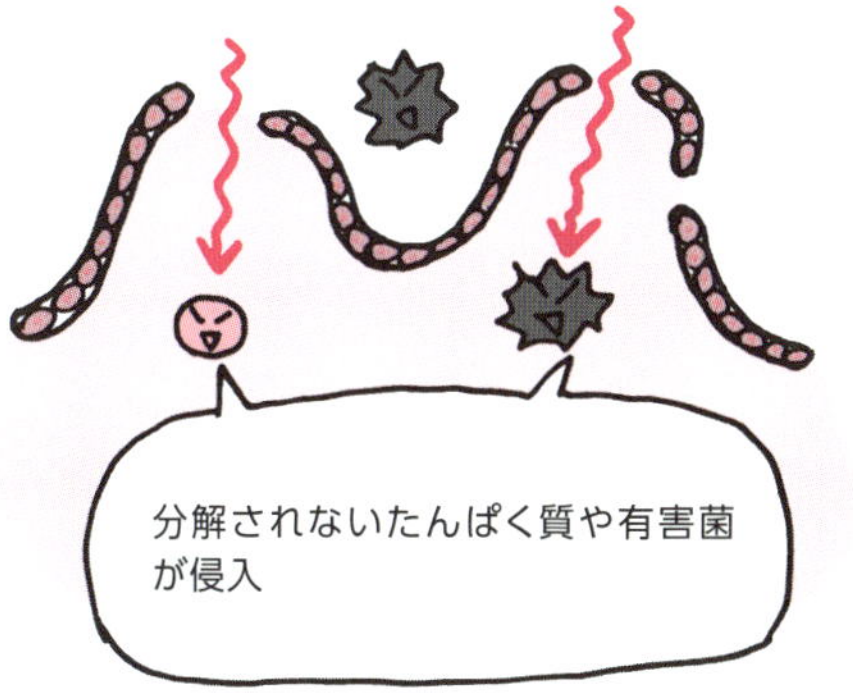

ンスが変化し、もとに戻そうとする腸管粘膜の白血球が酵母菌などの悪玉菌と戦い、腸管粘膜で炎症反応が起きてしまいます。

メチル水銀をきっかけに、食物アレルギーが起きる実態は詳細には研究されていませんが、発達支援治療で有機酸検査を行うと、大部分の子どもたちの腸内に酵母菌が増加しています。このような変化が腸管壁浸漏症候群を引き起こし、食物アレルギーと関係してくる可能性があるので、注意が必要です。

●ポイント

①食物アレルギーは、腸粘膜の炎症がきっかけになっている可能性がある。

②腸粘膜の炎症反応は腸内細菌のアンバランス、腸管壁浸漏症候群に関係している。

③魚類に含まれる水銀には殺菌作用があり、善玉菌を殺菌し、腸内細菌のバランスを変化させる。

④腸管壁浸漏症候群では腸粘膜細胞が変化し、タンパク質の消化分解機能が低下する。

●関連項目

14　水銀と殺菌作用……………76

8　牛乳、小麦とモルヒネ様物質

アメリカ人の母親キャリン・セルーシーさんは、ハイテンションになる自閉症の子どもの世話をしている時に、牛乳の影響を疑って豆乳を飲ませてみました。すると、それまで落ち着きなく動き回っていた子どもが静かに遊び始めたのです。そのことをご主人に話したら「子どもの尿の検査をしてみよう」と言い出しました。

ご主人は、アメリカの大手家庭用品会社の研究員をしていたのです。牛乳を飲んだ時の尿の検査結果と、豆乳に変えた時のそれとを比較してみたら、牛乳を飲んだ時の尿中に、牛乳のタンパク質カゼインが変化したカソモルフィンという物質が存在していました。

カソモルフィンは、アミノ酸が4から5個結合した物質で、最初のカゼインの構造の中に含まれているものです。タンパク質を分解する酵素DPP－4などで、カゼインはアミノ酸まで分解されて、腸の粘膜から吸収されますが、DPP－4の働きが不十分だとアミノ酸まで分解されず、途中で分解が止まったペプチドになります。ペプチドは、アミノ酸が4から5個結合したものです。

このペプチドであるカソモルフィンは、脳の中で合成されている脳内モルヒネの一部分のアミノ酸の構造と類似しています。これはマラソンをしている時、ランナーズハイという状態になると分泌されてくる物質です。マラソンが苦しくても、走っているうちに脳内モルヒネが分泌されると、走ることが快感になってくるのです。このような脳内モルヒネが、牛乳の分解物の中に存在していました。これは牛乳だけではありません。

パンなどの原料である小麦のグルテンの分解物質にも、グリアドルフィンというモルヒネ物質が存在していたのです。個人差はありますが、牛乳を飲みながらパンを食べると、気分が高揚してきて、落ち着きがなくなる子どもがいるということが明らかになりました。

育ち盛りの子どもの栄養となる牛乳や小麦で、なぜこのようなことが起きるのでしょうか。牛乳や小麦のタンパク質であるカゼイン、グルテンを分解する酵素タンパク質であるＤＰＰ－４の構造の中に、システインというアミノ酸がたくさん含まれている場所があります。このシステインは炭素、水素、酸素と、硫黄から構成されています。硫黄と水銀は結合しやすいので、ＤＰＰ－４の中にあるシステインも、水銀と結合しやすくなっています。

本来は、何物にも制限されずに、フリーで存在しているシステインの硫黄は、食材中、特に魚の中の水銀と結合すると自由が利かなくなり、ＤＰＰ－４の酵素タンパク質の構造が変化します。変化したＤＰＰ－４は、本来のタンパク質分解能力が低下しています。牛乳中のカゼインや、小麦中のグルテンのタンパク質は、水銀によって構造が変化した酵素タンパク質ＤＰＰ－４が働いてもアミノ酸までならず、アミノ酸が４から５個のペプチドで分解が止まり、モルヒネ様物質になるのです。

βエンドルフィンとカソモルフィン

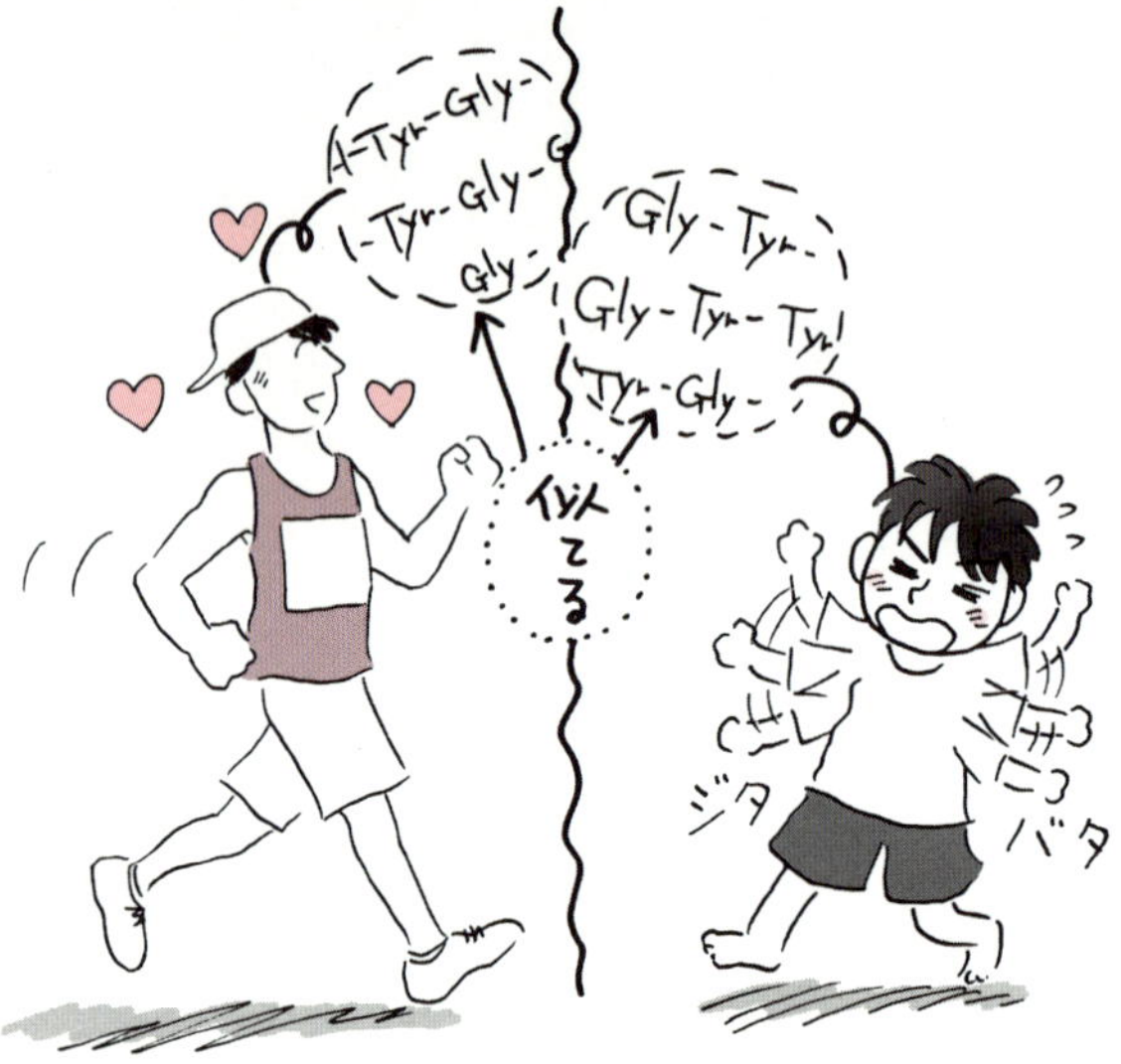

乳タンパク質の消化に由来するペプチドであるカソモルフィンは、長時間走り続けると気分が高揚し、ランナーズハイを起こすβエンドルフィンと構造が類似している。

一方、牛乳や小麦以外のタンパク質でも、酵素タンパク質ＤＰＰ－４の働きが低下して、分解が途中で止まり、ペプチドになる場合があります。このようなペプチドが炎症を起こして、腸管壁浸漏症候群になっている腸の粘膜から血液中に入ると、白血球は自分の身体の構造にはないと判断し、IgEやIgGの飛び道具で攻撃を仕掛ける恐れがあります。この結果、食物アレルギーという症状になることも考えられます。

酵素タンパク質ＤＰＰ－４に水銀が結合するために生じるペプチドが、食物アレルギーのきっかけになっていることも十分に考えられます。

●ポイント

①消化酵素DPP－4に水銀が作用すると、カゼインとグルテンの分解が途中で止まる。

②タンパク質は、アミノ酸が4、5個結合したペプチドで分解が止まり、モルヒネ様物質になる。

③モルヒネ用物質が脳内へ侵入すると、子どもたちのテンションが高くなったりする。

●関連項目

9　多動、攻撃性とドーパミン

脳の神経細胞と神経細胞の間にシナプスという隙間があり、その間の情報のやり取りのために、神経伝達物質が分泌され活動しています。神経伝達物質には、車のアクセル役とブレーキ役のように区別されるものがあり、アクセル役としては、ドーパミンやグルタミン酸などがあります。このドーパミンの働きについて説明していきましょう。

ドーパミンは、アミノ酸のチロシンを出発物質として体内で作られています。脳内、また腎臓にくっついている副腎でも作られていて、血圧のコントロールなどに利用されています。脳神経におけるドーパミンの働きは、大きく二つ、運動機能と認知機能に関係しています。

ドーパミンの運動機能に関係する病気には、パーキンソン病があります。脳内の黒質という部位のドーパミン量が減少するために、身体をスムーズに動かすことができなくなる病気です。足の強張りがあり、自分では1歩前に進もうと考えても、それに応じた足の動きができなくなります。筋力の低下はなく、足を踏み出そうとする神経の働きをするドーパミンが不足していることが原因といわれています。そのほかの症状として、表情が乏しく動きが緩慢になる、安静時の手足の震え、また、指先が勝手に動いて、薬を丸めるような動作を続けるなどがあります。

脳の神経伝達物質とは

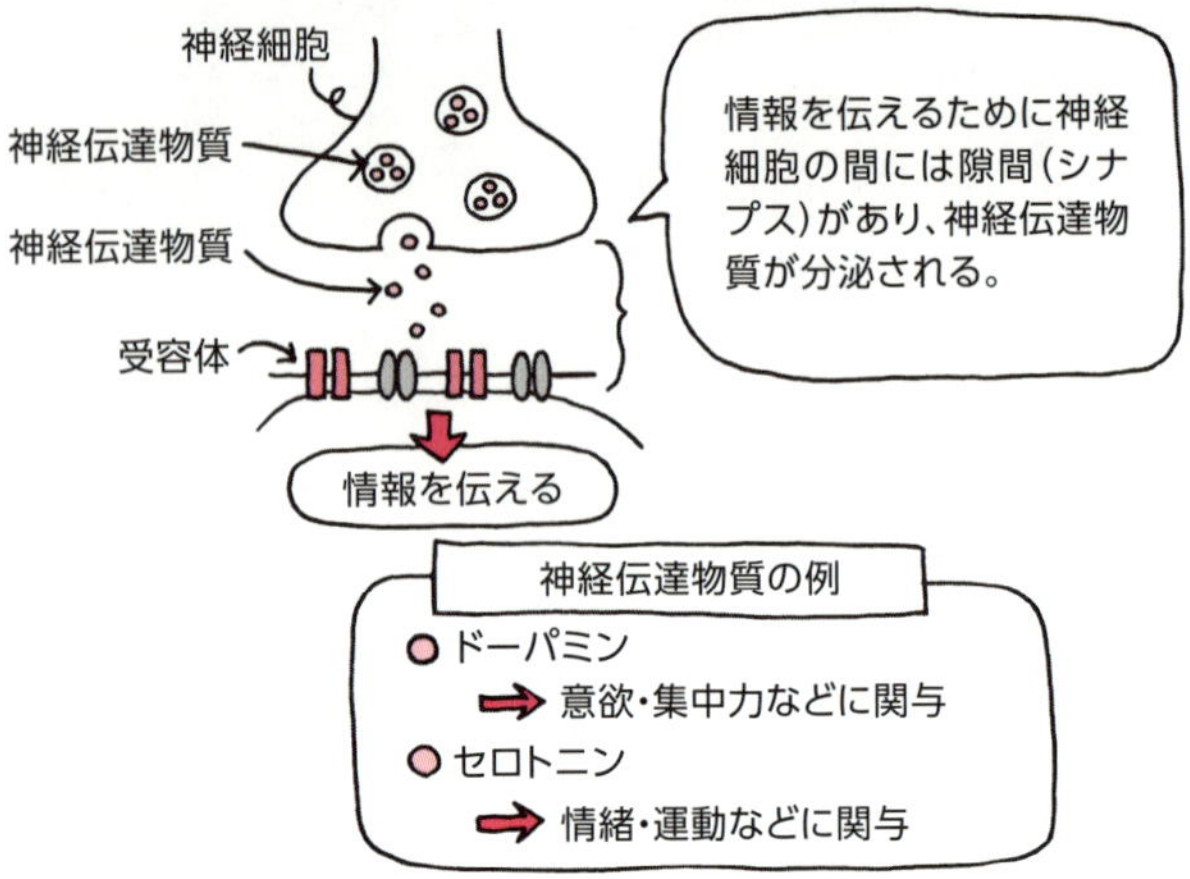

中脳皮質系と中脳辺縁系

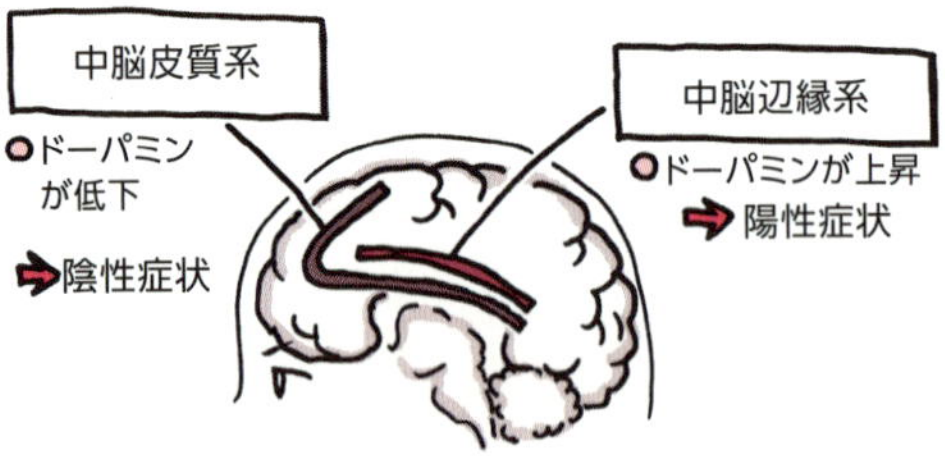

ドーパミン量の減少による、運動機能に関係する病気には、大人のパーキンソン病などがある。

運動機能に関係するドーパミンが、一定量以上、子どもたちの脳神経のシナプスに存在すると、子どもたちの身体は、勝手に動き出してしまいます。また、身体の一部を繰り返して同じように動かす常同運動も出現します。

子どもたちが何かに興味を持ち、勉強してみようと思う時に必要なものもドーパミンです。これは、認知機能に関係している働きです。例えば、手近に本があれば、開いて中を見始めようとします。しかし、関連する脳神経のシナプスにドーパミンが持続的に存在すると、1冊の本を手に取り、内容を十分見ないうちに、次の本に興味が湧いてきてしまいます。次から次に本を手に取るだけの動作を行っているので、周りの人からは落ち着きなく見えてしまいます。子どもとしては、面白いと思い集中して読もうとしても、意識が勝手にほかの物に動いてしまうのです。このような状態の時に、お母さんから「何をしているの。落ち着きなさい」と繰り返し言われても、子どもはすっと落ち着けず、次第に苛立ち、場合によっては、パニックのような状態にもなります。これは、ドーパミン刺激による活動性の亢進がきっかけで、さらに攻撃性も出現します。

ドーパミンが適度に働き、積極的に物事に取り組めるようになると、子どもの気持ちは満足感につながっていきますが、扁桃体の過剰活動によって、相手の感情の理解と、自分の感情の調節がうまくできていない時に、ドーパミンからの攻撃性が出てくると、ちょっとした行為が暴力的になってしまうこともあります。

●ポイント

①ドーパミンは、身体を動かす時、行動を起こそうとする時などの神経伝達として働く。

②ドーパミンの分解速度が遅く、シナプスに一定量以上蓄積すると、同じ事への興味が持続し、多動傾向となる。

③ドーパミンの働きにストレスが重なると、攻撃性が高まることがある。

④脳内の神経伝達物質と、扁桃体の働きをバランス良く保たせることが大切である。

●関連項目

10　常同運動とドーパミン

落ち着きなく子どもたちが動き回っている時、脳神経細胞のシナプスにドーパミンが持続的に蓄積しています。多動といわれる身体の動きは、足を使って走り回るなどの行動が大部分で、筋肉の細かい動きには問題がないように見えます。多動の子どもたちの場合、四肢の筋肉の動きをコントロールする部分の問題というより、動きたいとか、動いて何かをしたいという思いが自動的に脳内に出現するため、多動になるのではないかと思います。なぜなら、同じくドーパミン過剰に関係する身体の動きである常同運動、いわゆる手をひらひらと繰り返す動作や、身体を繰り返しゆすったりする動作は、多動で走り回るような活動と同じには見えません。これは、手のひらの運動に関係する複数の筋肉をうまく調節しながら動かすだけで、落ち着かずに何かを探索する動作ではないようです。

多動や常同運動のもとにある運動メカニズムは、まだ正確には研究報告されていません。そこで、前項で記したドーパミンが減少した時に現れる、パーキンソン病の症状と関連させて検討してみました。パーキンソン病の場合は、脳内の黒質という部位のドーパミン量が減少し、運動に関係する神経の調節がうまくいかず、身体をスムーズに動かすことができなくなり、１歩目の足を踏み出すのに、時間がかかるようになります。

ドーパミンが分泌される黒質は、脳の中脳という部分に存在しています。この中脳の部分にはドーパミンを合成して分泌する部位が2カ所あります。その2カ所とは、A9黒質緻密部とA10腹側被蓋野で、そこから延びる神経をA9神経、A10神経と呼ぶことにします。少し専門的になってしまいますが、A10神経は、中脳から大脳の辺縁系というところに神経が延びていて、扁桃体の興奮に影響されて活性が高まります。また、A10神経にはもう一つ、中脳から前頭葉へ神経が延びる中脳皮質系というものがあり、こちらは外部からのストレスや、不安などによって活性が高まります。A10神経の経路を考えると、感情のチェックをする扁桃体の影響やストレス、不安などの影響を受けて気持ちが変化する状況で、ドーパミン神経が活動し、多動になるように見えます。

一方、A9神経は黒質から始まる神経系で、ドーパミンが減少すればパーキンソン病になりますが、増加している時には、筋肉を調整する神経の活動が高まり、しきりに筋肉を動かすのではないかと思います。手や足を動かす筋肉では、伸ばす筋肉（伸筋）と、縮める筋肉（屈筋）が調節されて活動しています。

例えば、腕を肘から手前に曲げようとすると、力こぶができる方の筋肉（屈筋）を縮め、反対側の筋肉（伸筋）を伸ばすと肘が曲がるようになります。この時に脳内では、ドーパミンが関係して伸筋と屈筋につながる神経がうまく調節されます。ドーパミンが各神経のシナプスから減少すると、それぞれの筋肉の働きが止まり肘は伸ばされます。しかし、シナプス

ドーパミンの神経系

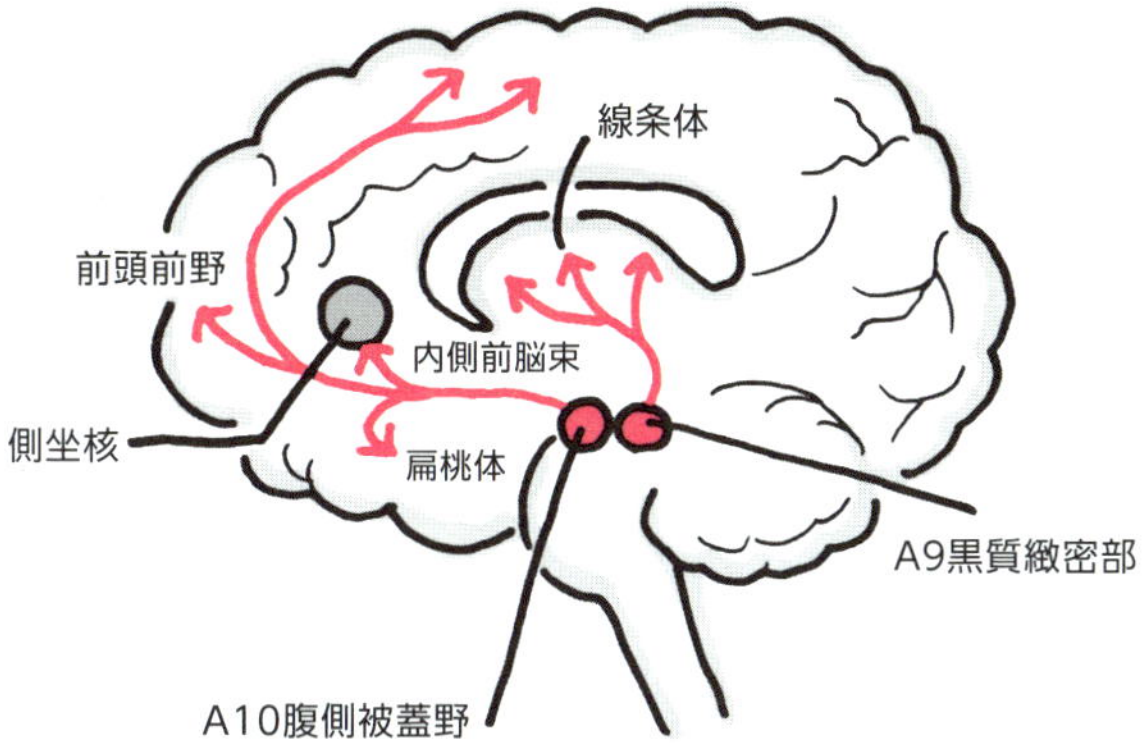

ドーパミンの神経群として A9 黒質緻密部と、A10 腹側被蓋野はとても重要である。

常同運動

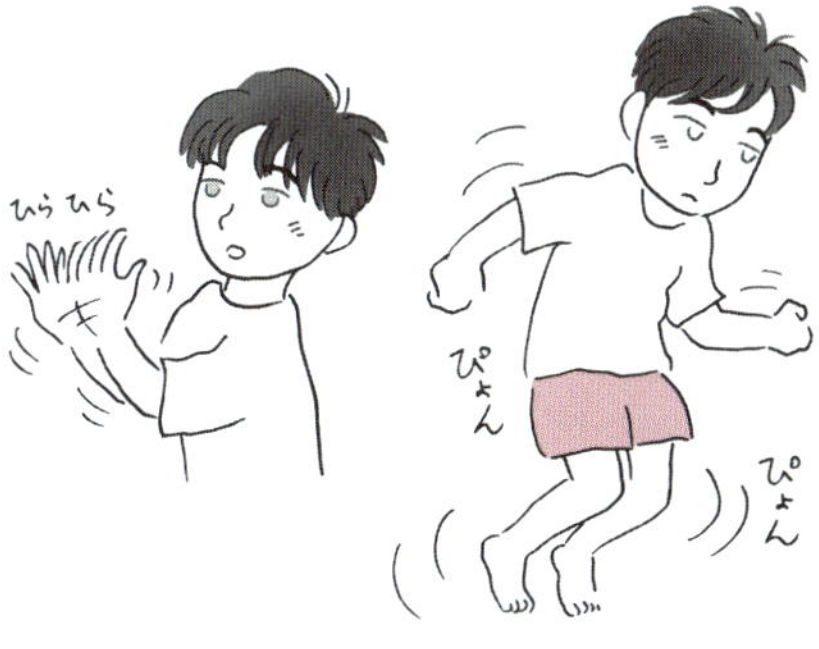

手をひらひらしたり、身体を揺らしたり飛び跳ねたり、奇声を上げるなど、一見無目的に同じ行動を繰り返すことを、常同運動という。

のドーパミンが頻回に増加すると、肘は繰り返し曲げられます。頭の中では肘を伸ばしておこうと思っても、伸筋や屈筋が勝手に動いてしまうと肘が曲がってしまいます。意識せずに、短時間に肘が曲がったり、伸びたりを繰り返すと、肘の常同運動ということが起きてしまいます。

このようなことからも、多動と常同運動は、異なる神経系のシナプスに増加したドーパミンの、別々の活動のように思われます。

●ポイント

①辺縁系へのドーパミン神経系は、感情の変化などに影響され、多動になる。
②線条体へのドーパミン神経の不調は、パーキンソン病に関係する。
③線条体へのドーパミン量が多くなると、筋肉が絶えず動き、常同運動になる可能性がある。
④多動と常同運動に関係するドーパミン神経系は、別々の場所の可能性がある。

●関連項目

9　多動、攻撃性とドーパミン……49
26　足し算のビタミン……131

11　集中力とノルアドレナリン

　ノルアドレナリンは、アミノ酸のチロシンを原料に作られる神経伝達物質の一つで、脳内の中枢神経とそれ以外の末梢神経で働いています。中枢神経では、脳幹部の橋（特に青斑核）という部位で作られ、そこから前頭葉、大脳辺縁系、小脳、脳幹、脊髄などの脳神経に情報を送っています。それぞれの部位で、覚醒、注意機能、記憶や学習の認知機能などに関係する働きをしています。

　チロシンを原料に作られるノルアドレナリンの前駆体はドーパミンであり、つまりノルアドレナリンは直接ドーパミンから作られることになります。ドーパミンは、いろいろなことに興味を持って取り組む時に重要ですが、シナプス内にドーパミンが持続的に存在すると、興味の対象が次から次に生じて目移りし、その結果、落ち着きがなくなってしまいます。

　多動に関係するドーパミンは、ドーパミン神経のシナプスに存在していますが、ドーパミンから作られるノルアドレナリンは、ドーパミン神経とは異なるノルアドレナリン神経のシナプスに存在しています。

　ドーパミンから一定の速度でノルアドレナリンが作られて、シナプスに放出されると感覚や注意機能がしっかりしますが、ノルアドレナリンを作る速度が低下しているとシナプスに十分なノルアドレナリンが存在せず、注意機能の低下から神経のシナプスにおけるドーパミンが過剰になります。一方でノルアドレナリン神経のシナプスにおけるノルアドレナリンが減少すると、ドーパミン過剰による多動と、ノルアドレナリン不足による注意力の低下から、注意欠陥・多動性障害（ＡＤＨＤ）という状態になる可能性があります。

ノルアドレナリンがドーパミンから作られる時に、果物や野菜から摂取されるビタミンＣが補助因子として働いています。しかし、子どもたちが摂取したビタミンＣが、腸内に増加した酵母菌などの真菌類により分解されて、減少することがあります。そうなると、ドーパミンをノルアドレナリンへ変化させる速度が低下し、ノルアドレナリン不足になります。その結果、ノルアドレナリン神経としては、注意力の低下を招くことになります。

また、ノルアドレナリン神経は、扁桃体や海馬における記憶の定着にも関係しています。シナプスにおけるノルアドレナリン量が少なくなると、注意力不足と記憶がうまくできず、学力の伸びに影響します。このような場合は、気持ちが散漫にならないようにドーパミンを適度に調節し、一方で、シナプスにおけるノルアドレナリンの量を増やすと勉強に集中できるようになり、学力の伸びにつながります。

ドーパミンの調節やノルアドレナリンを作ることは、酵素タンパク質の働きに関係しています。これは遺伝要因で個人差がありますが、酵素タンパク質の反応の速度を調整する補助因子を、サプリメントで補給できれば、酵素タンパク質の働きを高めることができます。

ノルアドレナリンの経路

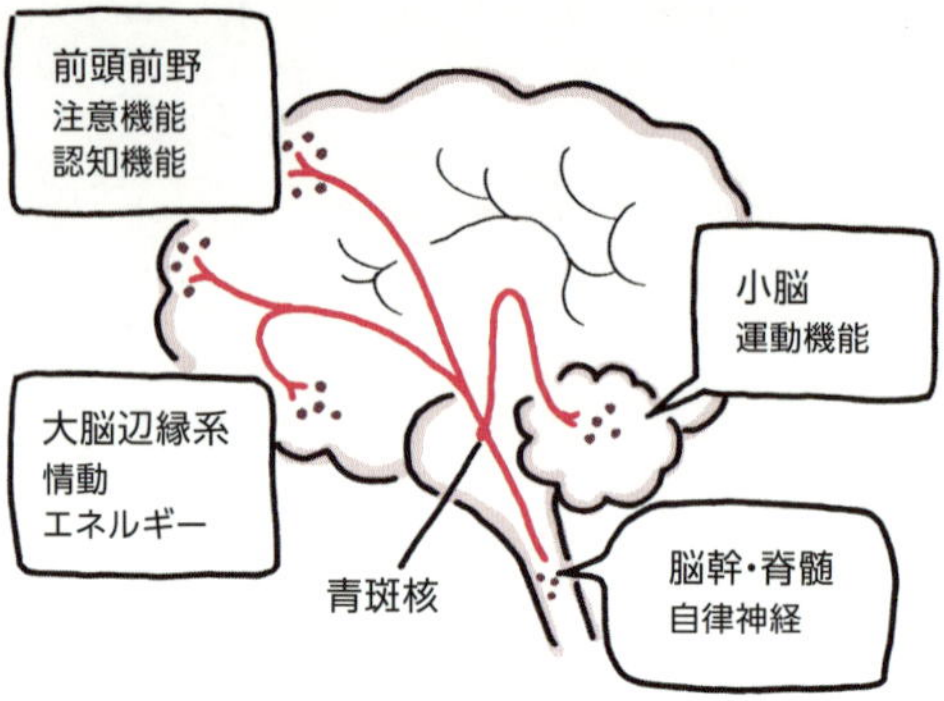

ノルアドレナリンは青斑核で作られ、そこから前頭葉、辺縁系、小脳、脳幹、脊髄に伸びる神経細胞により運ばれ、それぞれの部位で注意機能、認知機能、情動、エネルギー、運動機能、自律神経機能に関係する。

注意欠陥・多動

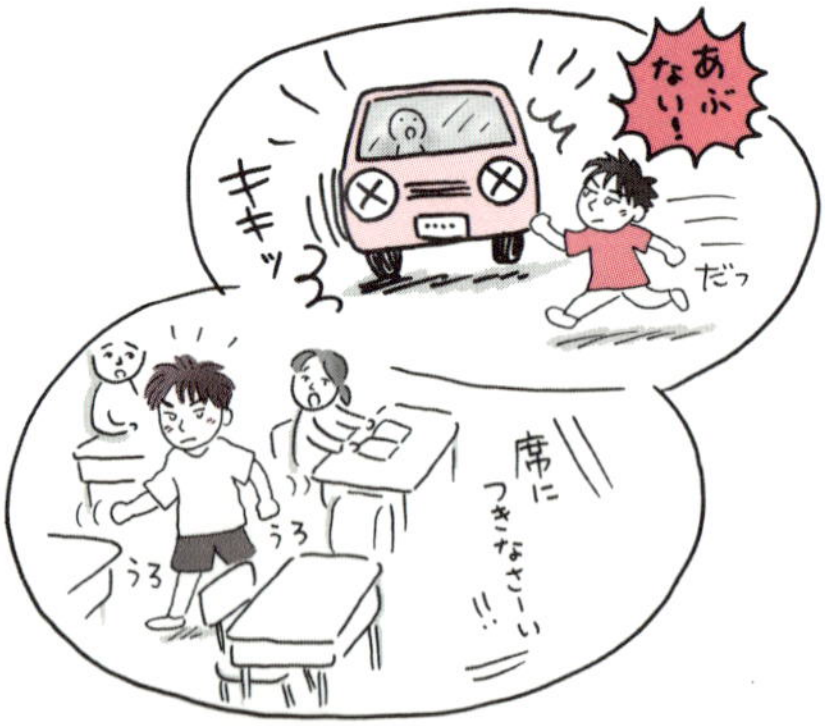
あぶない!
キキッ
だっ
うろ
うろ
席につきなさーい!!

集中力が続かない、気が散りやすい、じっとしていることが苦手で、落ち着かない、思いついたら考える前に行動してしまうなど、自分の心をコントロールできず、行動に表れる。

●ポイント

①ノルアドレナリンはドーパミンから合成され、その際にビタミンCを必要とする。
②ノルアドレナリンは、集中力を高める時に重要である。
③シナプスにドーパミンが蓄積していると、ノルアドレナリンが働きにくい。
④集中力を高めるためには、ドーパミンの処理が必要である。

●関連項目

9　多動、攻撃性とドーパミン……49
12　気分変動とセロトニン……62
21　尿中有機酸検査……111
23　遺伝子多型検査……119
25　デトックスとキレート反応……126
26　足し算のビタミン……131

12 気分変動とセロトニン

脳の神経伝達物質として、ドーパミン、ノルアドレナリンと同様に重要な働きをしているものにセロトニンがあります。セロトニンは、アミノ酸の一つであるトリプトファンをもとに作られます。セロトニンを分泌するセロトニン神経の出発点の一つは、脳幹部分の縫線核で、ここから大脳皮質、大脳辺縁系、視床下部、脳幹、脊髄へ神経を伸ばしています。このようにさまざまな部位へ神経を伸ばしているため、セロトニンの働きは多岐にわたります。

セロトニンという言葉が知られるようになったのは、成人向けうつ病治療薬として、SSRI（選択的セロトニン再取り込み阻害薬）という薬剤が開発されてからです。このSSRIは、神経のシナプスにおけるセロトニンを増やす薬剤で、うつ症状の改善に効果があり、臨床でよく処方されています。成人のうつ症状を改善させる働きを持つセロトニンは、子どもたちの脳の神経細胞のシナプスにも存在していて、気分の安定に働いています。

セロトニンは、トリプトファンをもとに作られ、シナプスに放出されます。しかし、腸内細菌のバランスが崩れ、腸管粘膜で炎症反応が起き、それに関係する白血球が血液に乗って脳内にたどり着くと、トリプトファンからセロトニンを作る反応を邪魔します。腸で炎症反応が起きているので、全身的にも炎症に備えなければと、白血球が身体の司令塔である脳神経を刺激するのです。刺激された脳神経では、それまで気持ちを安定させていたセロトニンを作ることを止め、代わりに脳を刺激する興奮性のアミノ酸である、キノリン酸などを作るようになります。キノリン酸もトリプトファンから作られるので、セロトニンは原料不足になって減少します。

セロトニンはメラトニンという誘眠物質の原料ですから、メラトニン不足にもなります。このことから、目覚めている間は、セロトニン不足で気持ちが落ち着かず、夜、眠る時間になるとメラトニン不足で寝付きが悪くなり、結果夜更かしをして寝不足になるわけです。

これらのことから推測すると、お腹の調子が悪くなると、子どもたちの機嫌が悪くなるのは、セロトニン不足が影響しているのかもしれません。また、腸の状態も悪くないのに、ぐずついたり、苛立っていたりするような時に注意しておくことがあります。それは、栄養療法でのビタミン剤の処方の仕方です。

ビタミンでは、ビタミンB群という形で複数のビタミン類が混じっている物を飲むことが一般的になっています。健康な成人ではあまり心配することとありませんが、子どもの場合には、総合ビタミンB群を服用することは、絶対に避けなければいけません。また、成人でもうつ症状のある場合は、同様に総合ビタミンB群を避ける必要があります。

その理由は、ビタミンB_2とビタミンB_6は、セロトニンに関してまったく反対の働きをするからです。

セロトニンの経路

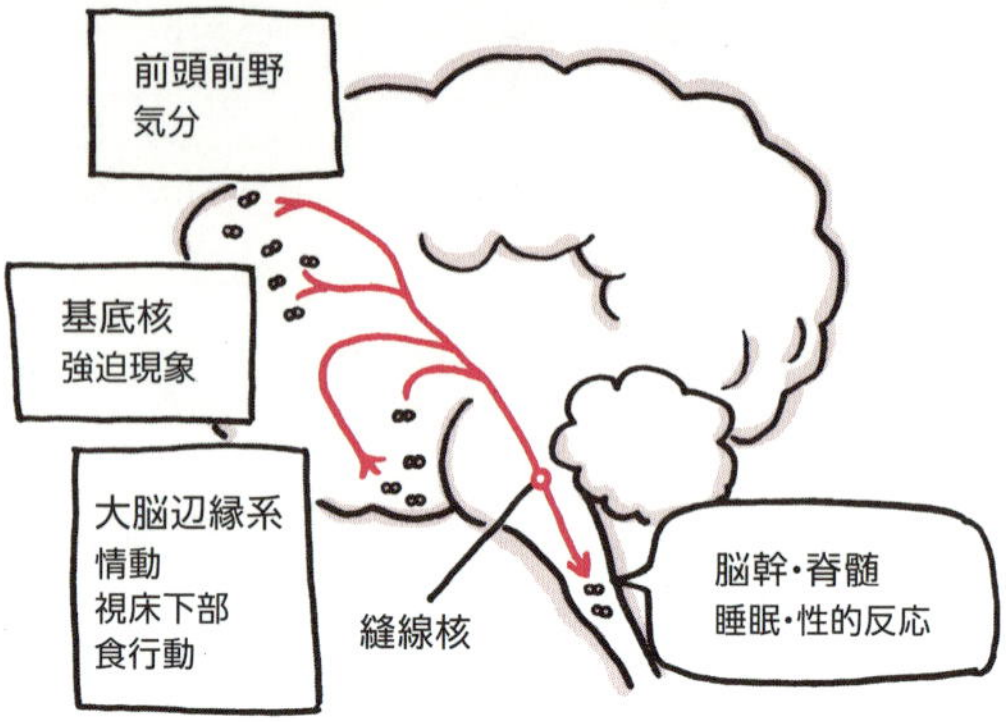

セロトニンは縫線核で作られ、そこから前頭葉、基底核、辺縁系、下位脳幹〜脊髄に運ばれ、それぞれの部位で気分、情動、食行動、睡眠、性的反応などに関係する。

癇癪《かんしゃく》・パニック・不安

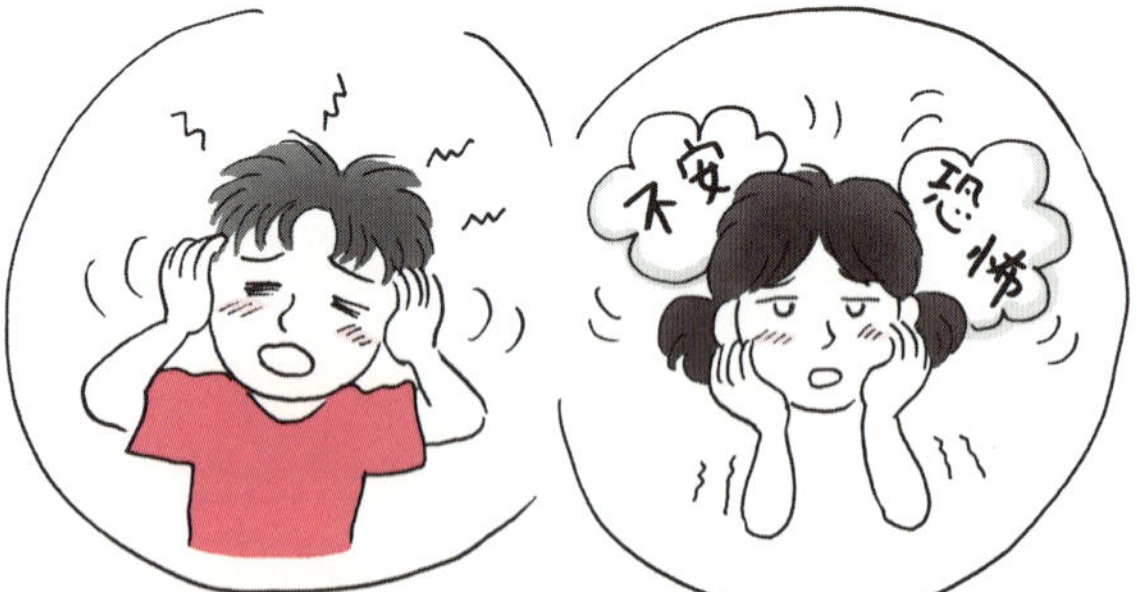

床にひっくり返り泣きわめく、物を投げたり、叩いたりする、周りの人を殴ったり、蹴ったりする、ときには自分を傷つけてしまうという状態も見られる。

トリプトファン・セロトニン・メラトニンの関係

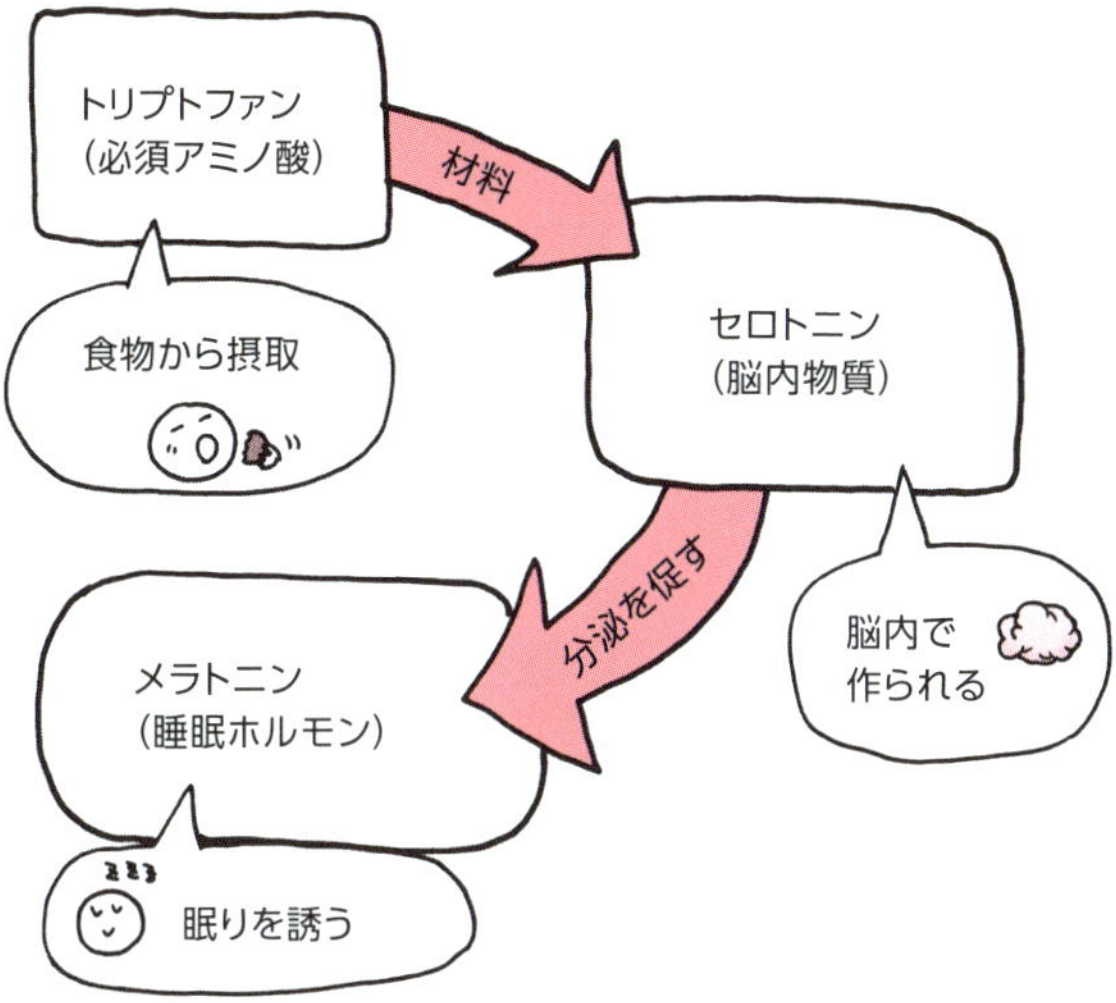

トリプトファンは、体内で「セロトニン」という脳内物質を生成し、セロトニンは「メラトニン」というホルモンを合成する。セロトニンは心のバランスを整える作用のある伝達物質で、セロトニンが不足すると不眠を引き起こす。メラトニンは、眠りを誘う『睡眠ホルモン』といわれる物質である。

まず、ビタミンB_6の補助で作られたセロトニンは、シナプスに放出されます。シナプスに放出された後、再び神経細胞の中に吸収され、リサイクルで利用されるか、分解されるかの二つの経路があります。セロトニンを分解する経路では、酵素タンパク質の補助因子としてビタミンB_2が利用されます。このため、子どもたちが、ビタミンB_2とB_6を一緒に服用すると、脳内では短時間にセロトニンを作っては、すぐに分解するということが起きてしまいます。すると気分変動が激しく、不機嫌になる可能性が出てきますので、ビタミンB_2とB_6の服用には十分な注意が必要です。

●ポイント

①セロトニンは、不安の改善に働き、不足すると不安感やこだわりが強くなる。

②腸粘膜で炎症が起きると、関係する白血球の影響で脳内のセロトニンが分解され、興奮性アミノ酸であるキノリン酸などが産生され、寝付きが悪くなる。

③セロトニンとキノリン酸が存在すると、気分変動が起きる。

④セロトニンを持続的に増加させるためには、腸内環境を整える必要がある。

●関連項目

21　尿中有機酸検査……111
26　足し算のビタミン……131

第2章　発達障害の発症要因

13　遺伝要因と環境要因

一般に病気になる時には、二つの要因が考えられます。一つは先天的な遺伝要因で、もう一つは後天的な環境要因です。

遺伝情報は遺伝子の塩基配列によって書かれていますが、この遺伝子の配列はすべての人が同じではなく、個人によって異なっている部分があります。この違いを「遺伝子多型《たけい》」と呼び、この遺伝子多型の違いが個人差や個性を生み出しています。

身近な例として、お酒をたくさん飲める人と飲めない人がいるなどがあります。これは、アルコールを分解する酵素タンパク質の中のアミノ酸の種類が、1、2カ所異なるために起きるものです。髪の毛の色の違いなども、遺伝子多型によるものです。

環境要因としては、環境中の有害重金属や有害化学物質などがあります。日本では、水銀汚染による水俣病や、カドミウムによるイタイイタイ病が有名です。通常、これらの遺伝要因と環境要因が組み合わされて、病気が起きます。

発達障害の発症メカニズムを探そうと、世界中の研究者たちが研究を続けています。時折、「発達障害の原因と考えられる遺伝子の変化を発見」という記事がメディアで報じられることがあります。しかし、しばらくすると、その報道はブームのようにして下火になります。

病気のなりやすさ

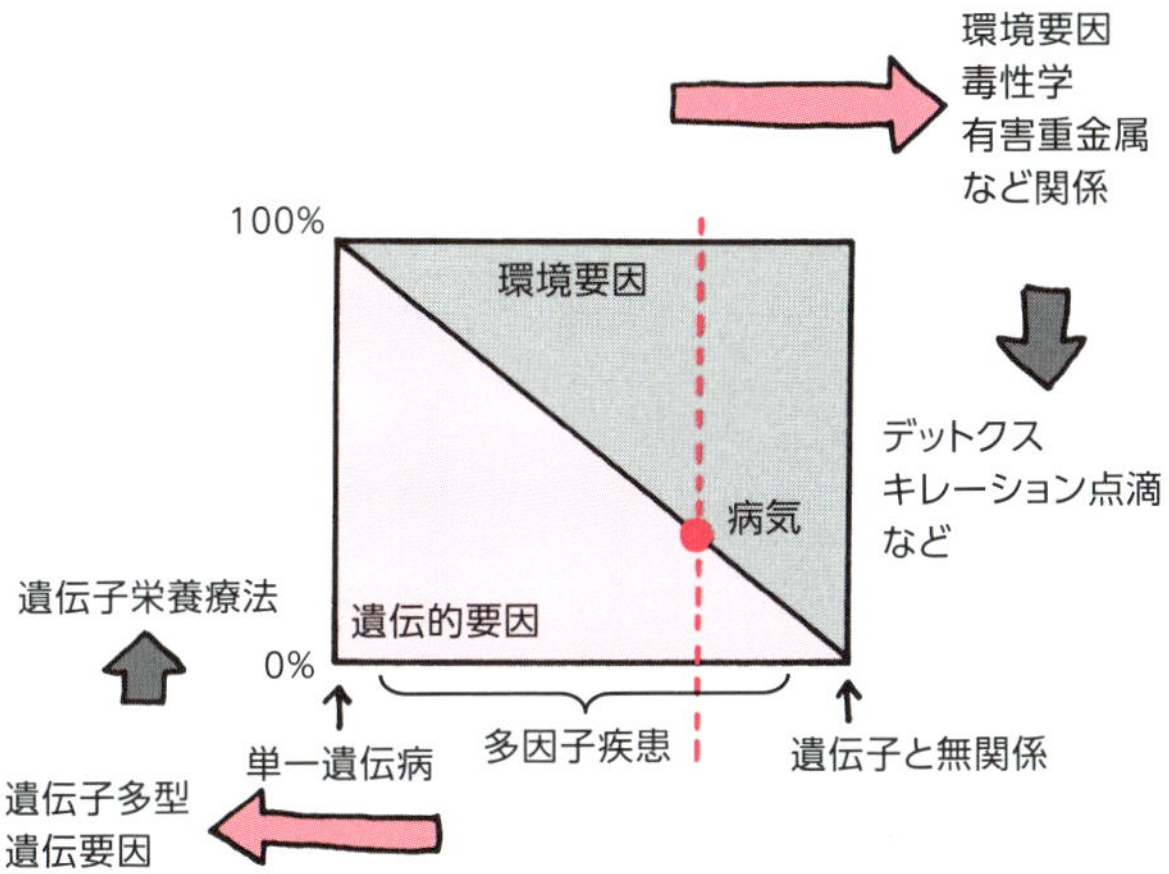

病気のなりやすさは、遺伝的な要因と環境的な要因が、相互に作用していると考えられる。

このようなことが繰り返される過程で、研究者の一部に、「発達障害の発症原因は一つの遺伝子の変化だけでは説明できないので、複数の要因が重なって生じているのではないか」という発言が見られました。そこで、これまでも説明したように、発達障害の発症は複数の要因が関係するという考え方をしてみます。

まず、環境要因の一つである、水銀の例を参考に説明します。水銀は地球が誕生して以来、火山の噴煙などに含まれて、環境中にゆっくりと広がり、海水中にも溶け込んでいきました。水俣病の発症は、工場の排水の中に含まれていた無機水銀が、海水に存在するプランクトンの体内で、有機水銀であるメチル水銀に変化したことから問題が大きくなりました。

メチル水銀は、小型魚から大型魚へ移動する過程で濃縮され、最後に人間が食べる時には有害性が増加していました。濃縮されたメチル水銀を含む魚を定期的に食べた人々は、重度の神経障害を示し、また、妊娠中の母親が胎盤を通じてメチル水銀に被爆した胎児は、生まれた時に胎児性水俣病になっていました。この報告をした水俣病研究の第一人者、原田正純先生の論文の中には、成長に伴って症状が明らかとなった小児性水俣病についても報告があり、これは水銀と発達障害の関係を示すものと考えられます。

水俣病のような公害病では、大量の水銀が一時的に海水中に流れ込み、魚類を通じて人々が体内に高濃度の水銀を取り込んで、激しい神経障害を起こします。その後、工場の排水は有害重金属除去が行われるようになり、公害病は表面的に発生しなくなっているようです。

メチル水銀の侵入経路

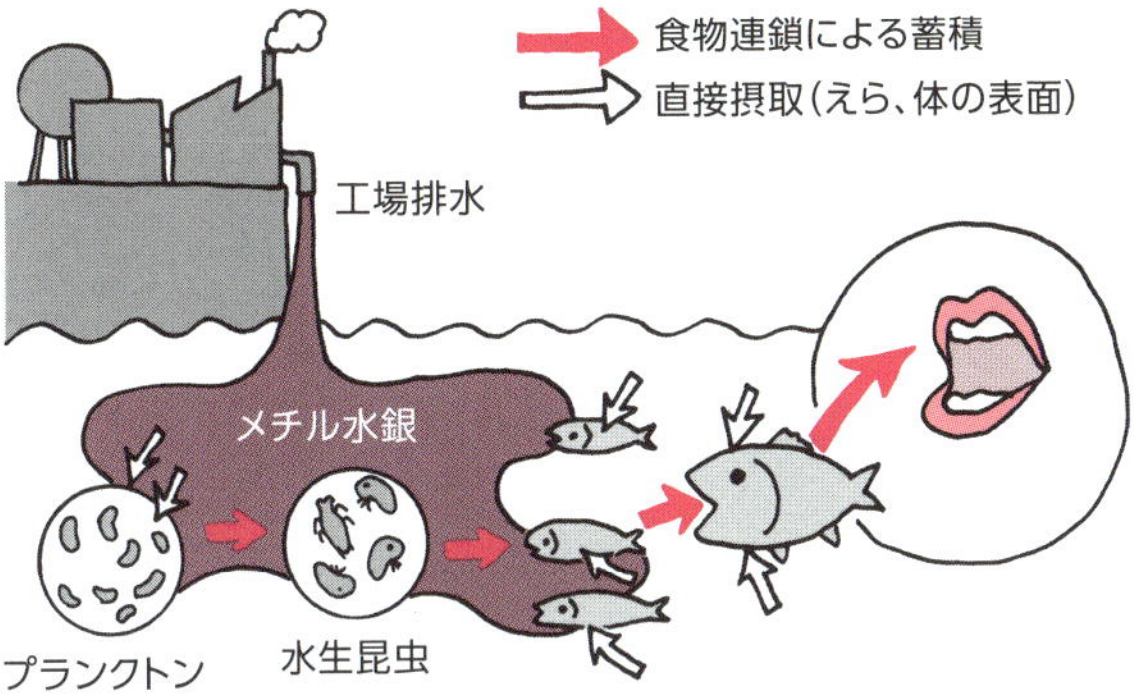

上図は環境的要因である環境汚染物質と発達障害の関係を、水銀を例に取り図解したもの。
環境中で問題のある水銀は、メチル水銀という有機水銀の形で魚類を通じ、人間の体内に入ってきてしまう。

しかし、現代でも微量のメチル水銀が、慢性的に人の体内に侵入を続け、特に子どもたちにその影響が強く出ています。同じ食事をする兄弟で水銀の影響の違いが出ていますが、これは水銀を取り込む経路のタンパク質や、排泄に関係するタンパク質の構造に個人差である遺伝子多型が関係しているからと考えられます。

このようなことを踏まえても、発達障害の治療はこれまでの考え方を大きく変えて取り組む必要があると思われます。

●ポイント

①病気の発症要因として、遺伝要因と環境要因があり、遺伝要因に環境要因が上乗せされる過程で発達に影響が出る。
②発達に関係する環境要因としては、水銀や鉛などの有害物質がある。
③工場排水から海水中に溶解したメチル水銀は、魚類の中で濃縮される。
④体内への有害物質の摂取、排泄には個人差（遺伝要因）があり、兄弟間でも異なる。

●関連項目

14　水銀と殺菌作用……76
15　水銀とDPP－4、免疫、食後低血糖……80

14　水銀と殺菌作用

「7　腸管浸漏症候群と食物アレルギー」でも取り上げましたが、水銀はその昔「赤チン」という名前で、擦り傷などの消毒剤として利用されていました。現在でも販売されているようですが、水俣病でメチル水銀の神経毒性が問題になってから、国内での利用は以前に比べ減少している状況です。

米国では1998年ごろ、水銀の毒性から「赤チン」の利用が禁止されていますが、同じころ問題となったのが、ワクチンの防腐剤として利用されてきたチメロサール（エチル水銀）です。チメロサールは、1930年代に合成、開発され、ワクチンの防腐剤として利用されてきました。不活化ワクチンは病原性をなくした細菌やウイルスの一部を含んだものですが、製造過程において雑菌の混入を防ぐため、水銀の殺菌作用を利用したチメロサールが防腐剤として含有されました。その後、1944年のカナー先生による自閉症症例報告、翌年のアスペルガー先生によるアスペルガー症候群（この命名は1990年代になってから）の症例報告が行われています。

1990年代になって自閉症の症例数が米国で急増したことと、米国上院議員の孫が自閉症を発症したことから、その原因の一つとしてチメロサールが問題になり、議会での調査が行われました。チメロサールの有害性を認めるデータと、それを否定するデータが提出され、結果的にチメロサールは灰色ということになりましたが、米国での使用は中止されたのです。

その後も疫学研究が行われ、チメロサールは無害だとする論文報告もありますが、チメロサールを含むワクチンを接種した後の血液中、尿中、便中などの水銀濃度の測定をして、チメロサールは短時間に排泄されていると結論付けています。しかし、脳内への移行データはありません。ワクチンを接種した子どもたちの脳内データを得ることは不可能ですが、脳内への移行を議論しなければ評価はできないところです。一方、放射性同位元素を使った動物実験では、チメロサールの水銀の脳内への移行が報告されています。

日本では、２００３年ごろにインフルエンザワクチンのチメロサール含有量を10分の１にして、より安全にしています。しかし、子どもによっては遺伝子多型《たけい》という個人差のために、少量の水銀でもうまく排泄できない場合があります。このため、できる限りチメロサールを含まないワクチン接種が望ましいですが、やむを得ずチメロサールが含有されている場合は、ワクチン接種前後で水銀排泄を積極的に行うことが重要です。

さらに、チメロサールに関して、日本の医療界での誤解があります。ＭＭＲワクチンに水銀防腐剤チメロサールが含まれているとの誤解で、ＭＭＲワクチン接種をチメロサールの問題と混乱させていることです。ＭＭＲワクチンは生ワクチンのため、殺菌作用のある水銀防腐剤を加えることはありません。

1998年、イギリスのウェイクフィールド医師が、MMRワクチンを接種した子どもたちに腸炎が発生したとの報告をしましたが、これが自閉症の発症と関連したと誤解されました。その後、このMMRワクチンは自閉症との関連はないので、MMRワクチンに含まれる水銀は、無害であるとの情報が何の検証もなく広がりました。

MMRワクチンは、MMRワクチンの問題として議論されるものであるし、チメロサールは、チメロサール自体の問題として議論されなければ、医学的な判断にはなりません。しかし、非常に低レベルの情報が、日本国内だけでなく海外にも広がっているのが事実なのです。

●ポイント

①ワクチンの水銀防腐剤チメロサールは米国で発達障害に対し、灰色となった。

②エチル水銀は水俣病のメチル水銀とは異なるが、体内で両方とも無機水銀になることが分かっている。

③ＭＭＲワクチンは生ワクチンのため、チメロサールを含有していない。

●関連項目

1　発達障害の発症状況……12
7　腸管壁浸漏症候群と食物アレルギー……39

15　水銀とDPP－4、免疫、食後低血糖

タンパク質分解酵素の一つであるDPP－4の構造の中に、アミノ酸のシステインがたくさん含まれているということをすでに説明しました。システインは硫黄の手を持つアミノ酸で、水銀と結合しやすい性質があります。

魚類の中にある水銀が腸内に入り、腸管粘膜に存在するDPP－4のシステインに結合すると構造変化が起き、酵素としての働きが低下します。この低下で、乳製品中のカゼインと小麦中のグルテンの消化分解が十分に行われず、アミノ酸が5個くらい結合したペプチドが残るとモルヒネ作用を持つのです。このモルヒネ様物質は脳神経に働き、子どもたちをハイテンションにさせてしまいます。食後、短時間でこのような変化が起きますが、表面的に水銀が結合したDPP－4が原因である、と分かりにくい症状があります。それは、免疫力に関係するものです。

免疫力とは、外部からの細菌やウイルスから自分を守る力ですが、免疫の最前線で働いているのは白血球です。白血球のグループの中にあるリンパ球を例に取ってみます。

リンパ球は血液の中を巡回しながら、外部からの危険な細菌、ウイルスなどの監視をしています。この監視には、リンパ球表面のアンテナが重要な働きをしています。このアンテナ

攻撃するリンパ球と攻撃しないリンパ球

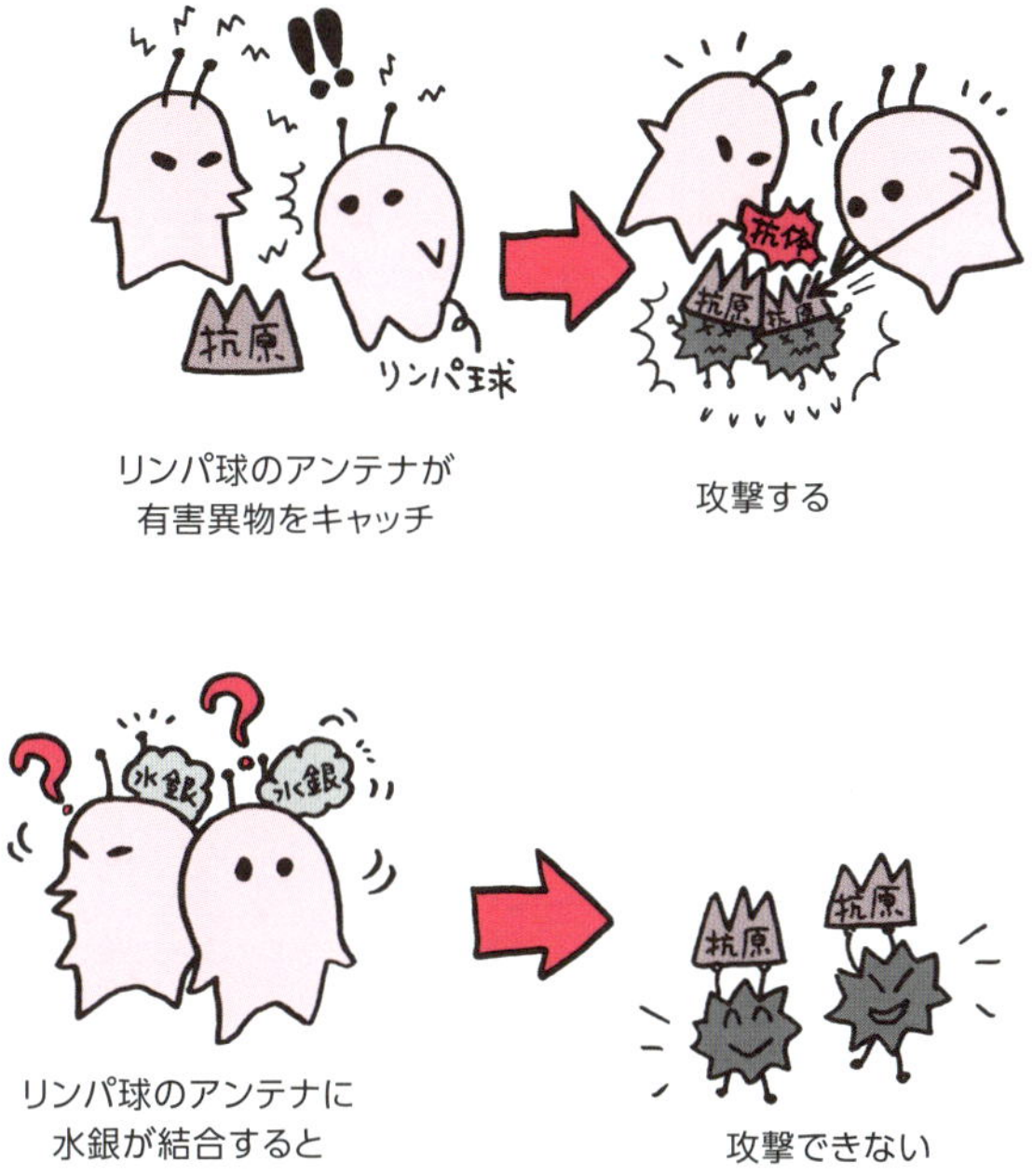

リンパ球のアンテナが正常に働き、有害物質をキャッチすると攻撃するが、アンテナに水銀が結合してしまうと攻撃を行わなくなる。

は、タンパク質の鎖でできていて、鎖の一部に異物が触れるとその情報をリンパ球内部に伝え、異物に対する攻撃態勢を取るかどうか判断する反応が起きます。異物が有害な物であると判断されると、リンパ球はこの異物を攻撃して、身体を守ろうとします。

しかし、このアンテナの働きが不調であると、異物のキャッチができず攻撃態勢にも移れず、有害な異物であった場合は、感染症の症状が起きることがあります。このようなことが、子どもたちに起きているかもしれない事実を説明します。

DPP－4は酵素タンパク質として働いていると同時に、リンパ球表面のアンテナ部分（CD26と呼ばれる）にも備わっていて、外部の情報をキャッチしています。このアンテナ部分のDPP－4にも水銀は結合します。水銀が結合したDPP－4はタンパク質の構造を変え、アンテナとしての機能がなくなり、外部からの異物をチェックできなくなります。もし、細菌が体内に侵入して感染症を起こしても、身体は気づかずに放置し、重症化して初めて慌てるということになります。

発達障害の子どもたちに、中耳炎が起きることがあります。耳かきなどをして、外耳道を傷つけ炎症を起こす場合もありますが、それとは別に何のきっかけもなく中耳炎になっていたら、水銀などが結合したためにDPP－4の働きが低下している可能性があります。中耳炎の応急処置としては抗生物質の利用が必要ですが、このような炎症を慢性的に繰り返すようならば、水銀などのデトックスを行わなければいけません。

また、ＤＰＰ－４はインスリン分泌にも関係しています。ＤＰＰ－４が働くと、タンパク質であるインスリンを適度に分解します。しかし、水銀などが結合したＤＰＰ－４では、インスリン分解を確実に行えなくなり、血液中にインスリンが持続的に存在することがあります。

通常、食後にインスリンが出て、血糖を適切にコントロールするようになっていますが、インスリンが持続的に存在すると、過度な血糖降下が起き、低血糖になる恐れがあります。時折、子どもたちは食後低血糖という症状を起こすことがあります。低血糖で機嫌が悪くなって、パニックになる場合もあります。

もし、食後低血糖が疑われるようならば、ＤＰＰ－４の機能を回復させ、適切な血糖コントロールができるようデトックスすることを検討してみましょう。

●ポイント

①タンパク質DPP－4はシステインを多く含んでいるため、水銀と結合しやすい。

②DPP－4は酵素以外に白血球表面で免疫反応に関与している。

③白血球表面のDPP－4の働きが低下すると免疫力が低下し、中耳炎などにかかりやすくなる。

④水銀により分解能力が低下したDPP－4によりインスリンが持続的に存在すると、食後低血糖になる可能性がある。

●関連項目

16　カルシウム、鉛と神経細胞

五大栄養素（炭水化物・脂質・タンパク質・ビタミン・ミネラル）の中のミネラルにはどんな物があるかといった時、一番に頭に浮かぶのはカルシウムではないでしょうか。カルシウムが体内のどこに存在しているかと質問されると、大部分の方は骨と答えると思います。骨に関係するミネラルとしては、カルシウムとマグネシウムがありますが、マグネシウムはあまり知られていません。

食事から摂ったカルシウムは腸の粘膜から吸収され、血液中を移動して、骨に到達します。血液中のカルシウム量は約0・5gで、血液量の1万分の1程度になります。骨に達したカルシウムは、骨の骨格を形成するために利用され、これはカルシウムの量的な働きとして理解されます。

一方、少量のカルシウムで重要な役割を担っているのが、筋肉や神経細胞です。筋肉の線維と線維の間にカルシウムが存在して、筋線維が収縮します。収縮した筋肉が弛緩する時には、マグネシウムが関係します。また、筋肉の収縮と同じくカルシウムが重要な働きをしているのは、神経細胞です。神経細胞の延長に筋肉があるので、筋肉の中のカルシウムの働きは神経細胞でのカルシウムの延長のように考えて良いと思います。ただし、神経細胞でのカ

水銀、鉛による神経細胞障害

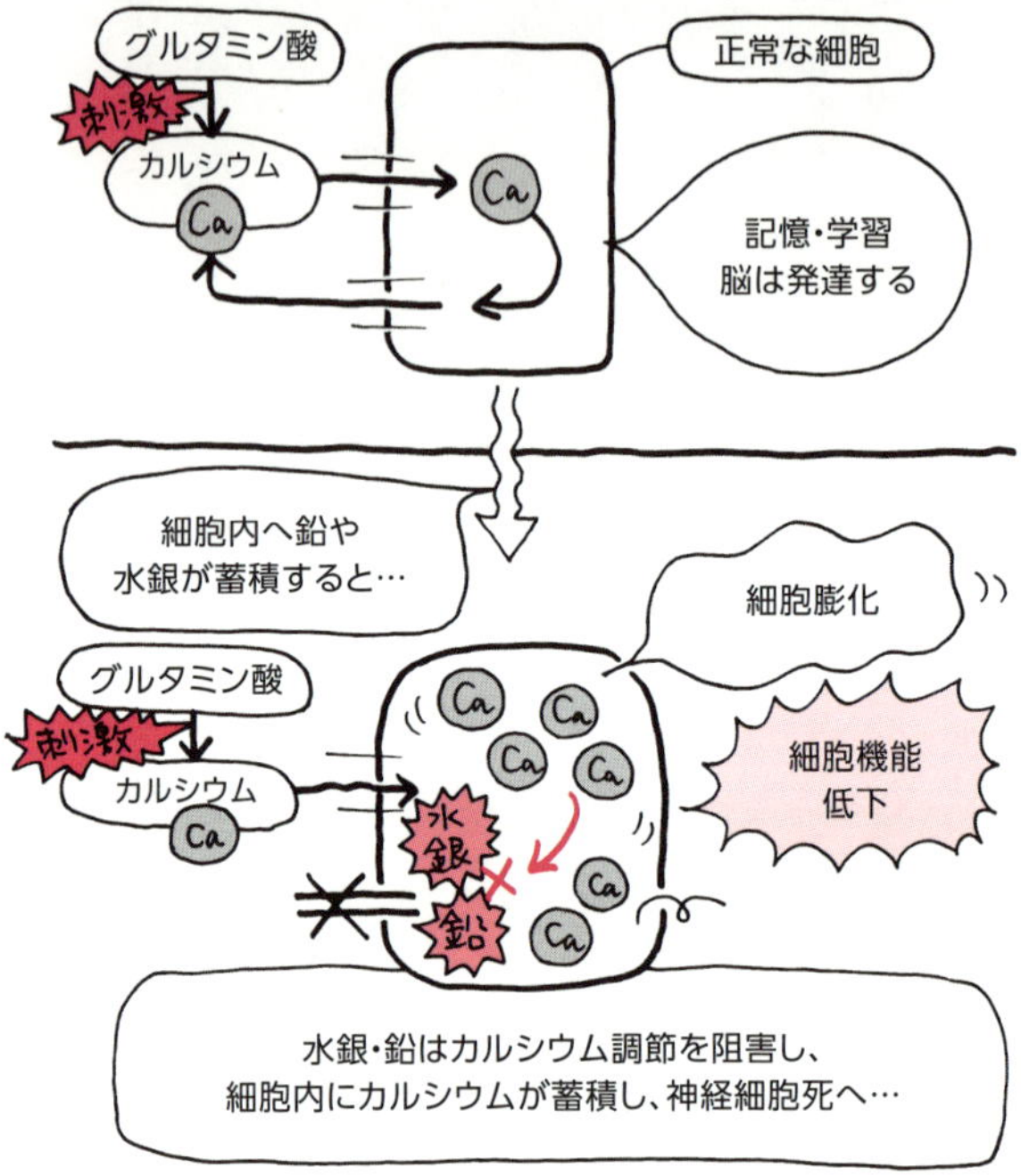

神経細胞は細胞内のカルシウム濃度変化で活動をコントロールしている。

ルシウムの働きは、筋肉での働きよりもさらに複雑になっています。

骨におけるカルシウムは、固体状態の中に埋め込まれたように存在していますが、神経細胞の中のカルシウムは、働き蜂のように絶えず神経細胞の内外を動き回っています。そして、血液中のカルシウムに比べ、カルシウム濃度は１０００分の1程度まで低くなっています。

細胞外のカルシウムが大きく変化しても、細胞内のカルシウム濃度はわずかな変化になる仕組みですが、このわずかなカルシウム濃度変化によって、活動をコントロールしています。筋肉の運動を調整する、脳内の活動として、記憶力や学習力の向上に非常に重要な働きをする、などです。さらに、神経細胞の細胞膜という表面での情報と、細胞の設計図を保存している核に至るまでの情報を伝達する際にもカルシウムが関与しています。

また、骨と同じように、カルシウムの活動の表裏一体として、マグネシウムが存在して、カルシウムとペアを作って活動しています。

このような重要なカルシウムと、マグネシウムの働きを邪魔するのが鉛です。鉛は、その昔、水道管の一部に鉛管として利用されていました。これらは、未だ自宅敷地内に残っている家庭があります。この鉛がごく微量、水道水に溶解して、飲料水として人間の体内に侵入している場合があります。鉛は一度タンパク質と結合するとゆっくりと反応するために、神経細胞の活動速度も低下する危険性があります。最初は、カルシウムのような働きをしても、次第に逆効果になるのです。

古い水道鉛管の利用から体内に侵入する鉛

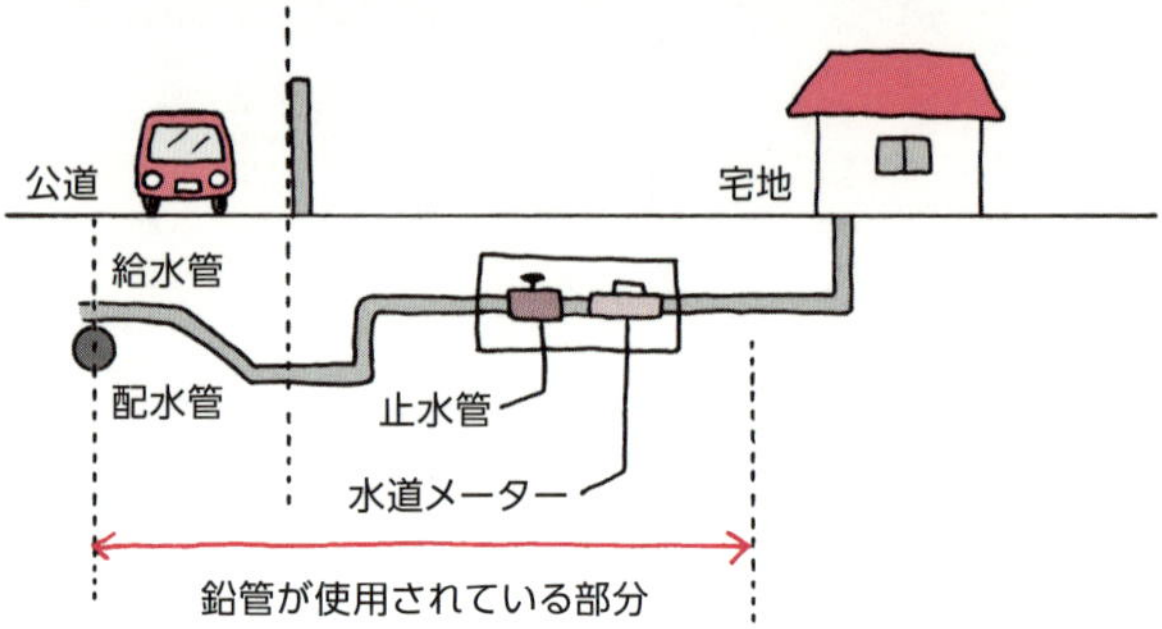

水道鉛管は昭和 58 年以降、使用中止になっているが、それまでに埋設された鉛管が問題となる。

●ポイント

①カルシウムは、神経や筋肉の活動に重要な働きをする。
②神経が活動する時に、グルタミン酸の刺激でカルシウムが細胞内に増加し、メッセンジャーとして働いた後、速やかに細胞内から排泄される。
③細胞内に水銀、鉛が存在すると、カルシウム排泄の速度が低下する。
④細胞内のカルシウムが高濃度になると、神経細胞などの機能低下が起きる。

●関連項目

24　身体に優しい引き算、デトックス……122

17　鉛と鉄の関係

カルシウムもどきの反応をして神経細胞や筋肉細胞、骨の代謝などに影響を及ぼす鉛の性質について前項で説明しました。従来の栄養学では、鉄分を摂取することで鉛の有害さを減らすことができると説明しています。ですので、毛髪ミネラル検査などで鉛の存在が認められた場合は、鉄剤の服用を勧められることがあります。

しかし、遺伝子研究が盛んになり、鉛の挙動が遺伝子レベルで解析されてきた現在では、古典的な取り組みが必ずしも効果的ではないことが分かってきました。

食材中の鉄分は腸の粘膜で吸収される時、鉄の二価（2+）として粘膜細胞に入ってきます。この時、粘膜細胞の表面にあるＤＭＴ１（divalent metal transporter 1）という二価の金属イオンを通す扉を利用します。このＤＭＴ１は、鉄だけを優先的に通過させるというわけではなく、電気的に二価の金属イオン（2+）であれば、イオンの大きさに関係なく通過できるようになっています。

このようなＤＭＴ１のところに、二価の金属イオンである鉛が接近すると、鉄イオンのふりをしＤＭＴ１を通過して粘膜細胞内に侵入してきます。これは、鉄と鉛の競争のように見えなっているので、古典的な栄養学で鉄剤を加えると、鉛が粘膜細胞内に侵入しないように見

粘膜細胞に入ってくる鉄

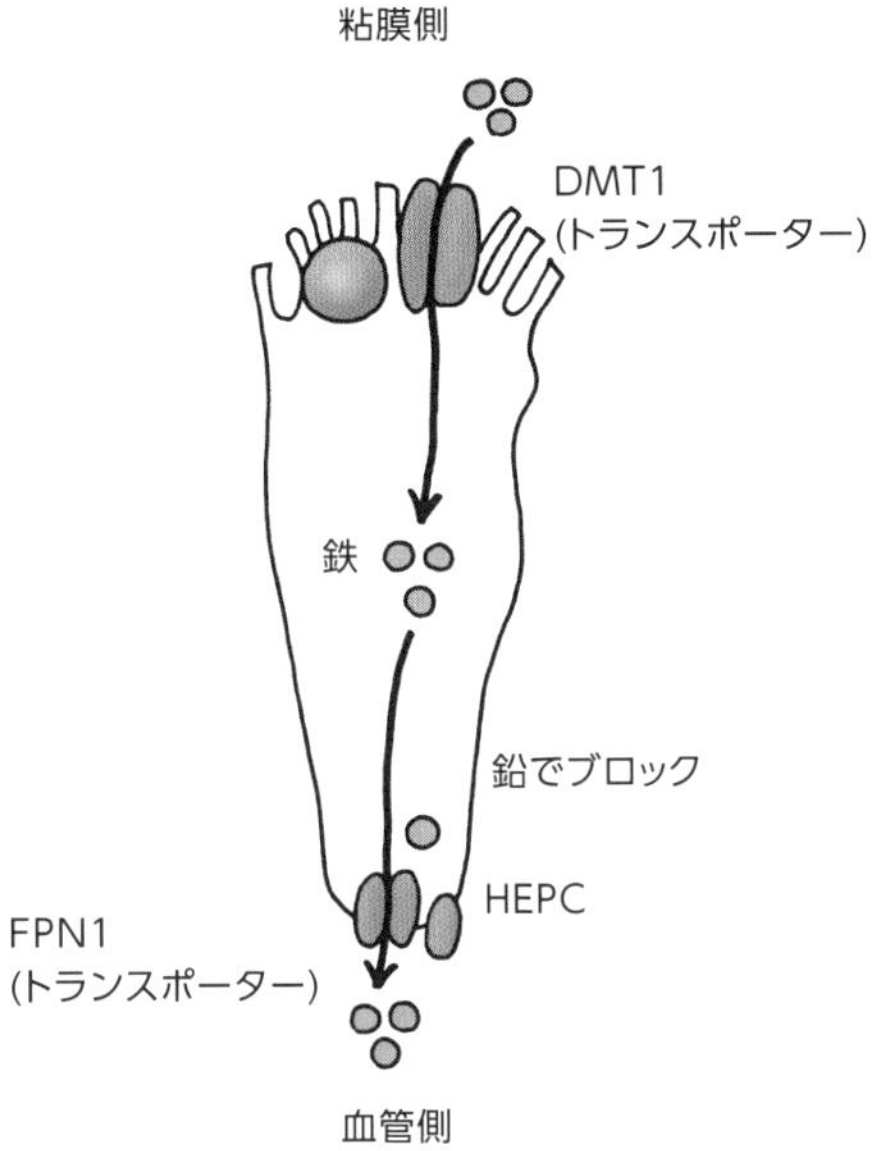

鉄は腸の粘膜の入口、DMT1（トランスポーター）を通って、出口FPN1（トランスポーター）から出て行くが、鉛があるとブロックされてしまう。

えます。しかし、すでに鉛が粘膜細胞内に侵入している場合や、鉄との競争をすり抜けて粘膜細胞に鉛が入ってしまう場合、どのようになるかが遺伝子的な栄養学で分かってきました。

腸の粘膜細胞の入り口にDMT1という扉があり、出口にはFPN1という通路があります。これは本来、鉄イオンが出ていく通路になっています。その通路にはHEPCという鍵がかかることが分かりました。HEPCは関所のようなもので、粘膜細胞という外壁を前後にして、体内の血液の中に有害物質が侵入しないように鍵をかけていると考えられます。

この鍵は、鉄が通過する時に、自然にFPN1が開くようになっていますが、有害な物が通過しようとすると、鍵が開かない仕組みになっています。たとえ二価の金属イオンであっても、身体に害があると判断すると、血液内に侵入させないようにせき止めてしまいます。鉛の場合がそれに当たり、通過しようとするとHEPCの鍵がかかり、FPN1は閉じてしまいます。

また、鉛と鉄がほぼ一緒に通過しようとした時も、HEPCの鍵がかかるようで、この場合、HEPCの鍵のために、鉄は鉛と一緒に細胞内に止められることになってしまいます。すなわち粘膜細胞内に鉛の量が多ければ、それに伴う鉄の蓄積も増加することになります。

古典的な栄養学では、鉛が存在しても鉄剤を加えると、鉛の有害性を除くことができると説明されています。しかし、遺伝子的な栄養学では、鉛があらかじめ存在している場合に鉄剤を加えると、粘膜細胞内に鉄分が蓄積し活性酸素（過酸化水素をヒドロキシルラジカルへ変化）を発生させる危険性があることが分かっています。

古典的な栄養学により鉄剤の投与だけを行うと、鉛の有害性を除くことができないうえ、活性酸素により腸の粘膜細胞が細胞死を起こし、働きも低下、そして腸管壁浸漏症候群が起きる危険性があります。ですから、鉄剤の投与前には鉛のデトックスを確実に行い、必要に応じて鉄剤を投与することが重要なポイントになります。

●ポイント

①腸管粘膜において、鉛は鉄と同じ通路（DMT1）を利用する。

②腸管壁粘膜細胞を通過した鉄は、血液側に出る時に通路（FPN1）を通るが、細胞内に鉛が存在すると、鉄の移動速度が低下する。

③鉛が存在すると鉄は粘膜細胞内に蓄積し、活性酸素の発生に関与する。

④鉄材を投与する場合は、あらかじめ鉛のデトックスを行う必要がある。

●関連項目

24　身体に優しい引き算、デトックス……………………122

18　カドミウムとカルシウムの関係〜イタイイタイ病

１９１０年以降、富山県の神通《じんづう》川流域で、「痛い、痛い」と骨の痛みを訴える住民が増えてきました。骨の痛みは骨折につながりましたが、しばらく原因が分からず、１９６０年代に入ってもビタミンＤ不足による骨の病気ではないかと考えられていました。

そんな中、地元で「痛い、痛い」と訴える患者さんをじっと見守り、治療をしてきた萩野昇先生は、１９５７年にカドミウムによる「鉱毒説」を唱え、学会での発表を行いました。神通川の上流にある神岡鉱山の製錬後の未処理排水の中に、高濃度のカドミウムが混入し、神通川の河川水に流れ込み、下流の水田土壌などに蓄積し、そこで生育する農産物に含まれていたことから、鉱毒であると診断したのです。

神岡鉱山は16世紀ころから開発されていましたが、明治以降の戦争による鉱物の需要増大がきっかけで、採掘が増え、河川水に流れ込むカドミウムが増加したようです。

地元で診療を続けてきた萩野先生は、診療所へやって来る患者さんが「痛い、痛い」と訴え、診察すると骨折が認められることから、病名を「イタイイタイ病」と発表しました。ただ、「イタイイタイ病」の原因がカドミウムであると決定されるまでに、さまざまな考え方が提示されました。動物実験ではカドミウムの毒性が確認されていますが、人体実験はできないので、因果関係が確定できないということもあり、カドミウム関連の疾患という考え方も残っています。しかし、診療の現場では、カドミウムが原因であるとして間違いはありません。

過去の公害病という判断をしてしまいそうなカドミウムですが、現在進行形で人々に影響していることはあまり知られていません。「イタイイタイ病」と診断される過程で、その原因が神通川の下流域で生育する農作物の中に蓄積したカドミウムが原因と考えられました。特に、お米の米ぬか、玄米の中にカドミウムが蓄積していることが知られています。

実は、神通川流域に限らず、日本の土壌にはカドミウムが含まれています。お米を収穫して、供出する過程でカドミウム濃度が測定され、基準を超えたお米は廃棄処分にされているのです。

昔から、玄米は健康に良いという考えが根強くあります。お米の米ぬか部分には、食物繊維やビタミン、ミネラルが含まれ、発酵させるとさらに栄養価が高まると言われ、玄米菜食は健康的な食事の代名詞になっています。しかし、米ぬかの中に微量含まれているカドミウムを長年にわたって食べ続け、カルシウムが結合する予定の骨にカドミウムが椅子取りゲームで先に結合してしまうと、骨がもろくなり、長い時間の経過では骨粗しょう症にもなりかねません。

カドミウムは、カルシウムとイオン半径が類似しているので、人間の身体はカルシウムと

土壌から稲に入ってしまうカドミウム

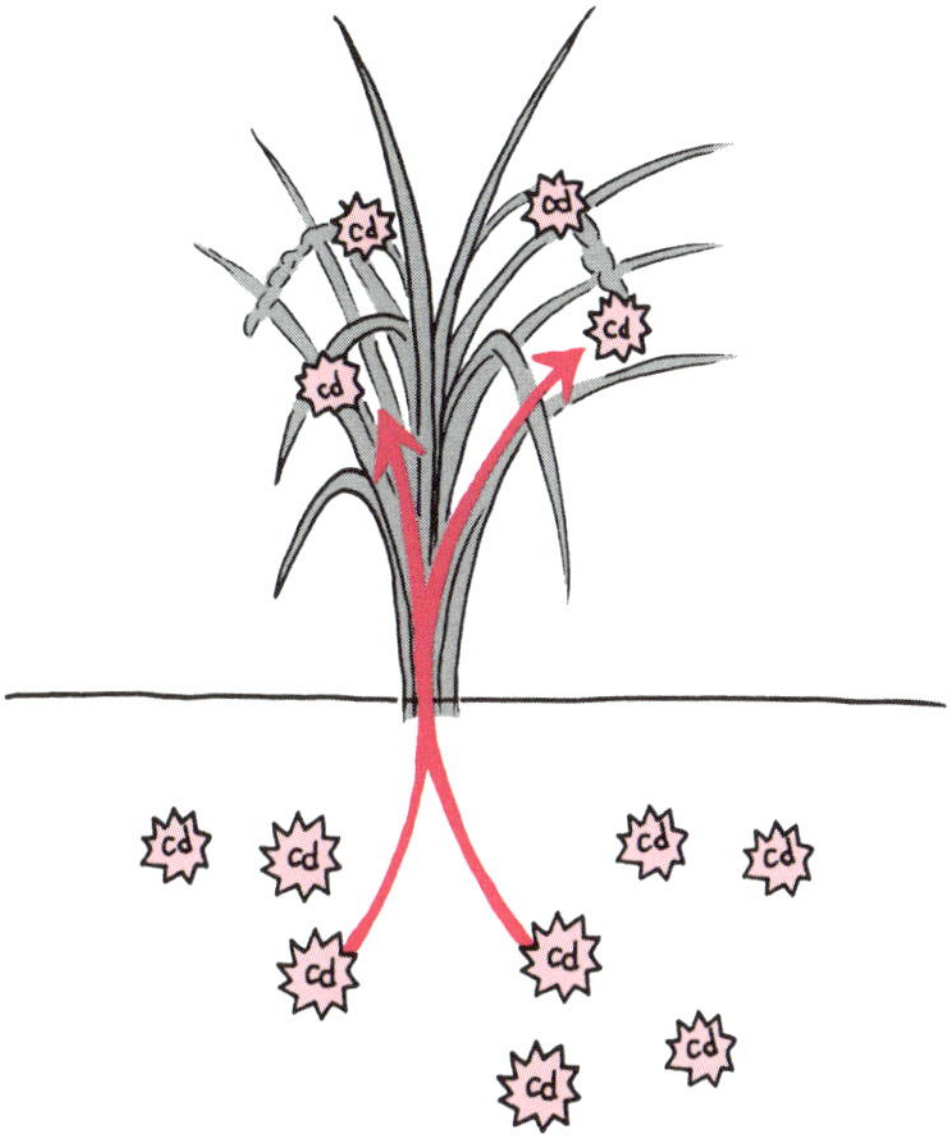

土壌に含まれているカドミウムは米ぬか部分に蓄積されやすい。
土壌中のカドミウムは、化学的にさまざまな状態で存在しているが、その化学的状態によって、農作物の根から吸収される量が大きく変わる。

間違ってカドミウムを骨に受け入れてしまうようです。ただ、カルシウムと違って、一度、骨に結合すると、その結合が切れにくいので、骨の代謝が低下する可能性があります。

子どもたちが玄米食を常食とすると、毛髪中のカドミウム濃度が増加してきます。健康のために良かれと思って玄米食にしたら、栄養素のほかにカドミウムも体内に侵入し、成長期の子どもの骨に蓄積してしまいます。

最近、子どもの骨が弱くなっているのは、カドミウムの蓄積も原因の一つかもしれません。対応策としてカルシウムを補充する場合は、その前にカドミウムをデトックス（排泄）しないといけません。ただし、カドミウムは脳神経への影響は、それほど多くはないようです。

●ポイント

①カドミウムは日本の土壌に含まれていて、稲が生長する時に米ぬか部分に蓄積されやすくなっている。
②カドミウムが骨に結合すると、カルシウムを血中に放出する可能性がある。
③過去において、カドミウムは「イタイイタイ病」として問題になった。
④成長期の子どもたちには、玄米などの米ぬか成分は控えたほうが良い。

●関連項目

20　毛髪ミネラル検査 ………… 106
24　身体に優しい引き算、デトックス ………… 122

19　有害物質と発達障害

「油症《ゆしょう》事件」。１９６８年、日本で初めて起きた食品汚染（食中毒）による健康障害です。幸いにも、当時、著者は中学生で、母親はこの事件に関係した米ぬか油を使用していました。著者が食した米ぬか油にはＰＣＢ（ポリ塩化ビフェニル）が含まれていなかったようです。

食用油（米油・米ぬか油）の製造過程で、脱臭のために熱媒体として使用されていたＰＣＢが、配管部から漏れて食用油に混入しました。この食用油を摂取した人々は、顔面などへの色素沈着や塩素ざ瘡（クロルアクネ）などの皮膚症状、頭痛、手足のしびれ、肝機能障害などが出現、また、食用油を摂取していた妊婦さんから生まれた赤ちゃんは、皮膚に色素沈着を起こしていました。妊娠中、胎盤を通しての影響だけでなく、出産後の母乳の中にもＰＣＢが存在していました。これら重篤な症状が改善するのには長い時間がかかり、現在も症状が続いている方々がいます。

ＰＣＢは１８８０年ごろにドイツで合成、使用され始め、日本では１９５４年から製造されています。化学構造は、カメの甲羅が二つつながったものに塩素が種々結合して、出来上がっています。熱に対して安定で電気絶縁性があり、薬品類に対しても安定という性質から、加熱や冷却用熱媒体、変圧器やコンデンサといった電気機器の絶縁油、可塑剤、塗料など、非常に幅広い分野に用いられていました。

ここで、有害化学物質であるＰＣＢの子どもたちへの影響について、検討してみましょう。甲状腺ホルモンは、細胞内にある甲状腺ホルモン受容体と結合して、細胞に作用します。ＰＣＢはこの甲状腺ホルモンと構造が似ているため、甲状腺ホルモン受容体に対し、甲状腺ホルモンもどきの反応をして結合する可能性があります。しかし、ＰＣＢは甲状腺ホルモンのようにきちんと反応をしないので、細胞は活性化されず、水銀と同じように脳の聴覚神経や視覚神経に影響を与える危険性があります。

ＰＣＢなどの有害化学物質は環境ホルモン（内分泌かく乱物質）と呼ばれて、人間の身体に重大な影響を及ぼします。これらは海水中に溶け込んでいるものがあり、水銀と同じように魚類中に濃縮、蓄積されます。魚類の摂取が増えると、水銀だけでなくＰＣＢなどの有害化学物質の影響も出てきます。

水銀や鉛などの有害重金属は、αリポ酸で体外へ排泄することができますが、ＰＣＢやダイオキシンなどの有害化学物質には、キレート結合という方法を利用できません。このため、できる限り体内へ侵入させないことが重要になります。ＰＣＢなどは脂溶性といって、脂肪分の中に溶け込んでいますから、脂分の多い魚を食べると積極的にＰＣＢを体内に取り込むことになります。これらの魚類の摂取を控えれば、ＰＣＢ、ダイオキシンが体内へ入ることの心配は少なくなるでしょう。

自然界の食物連鎖

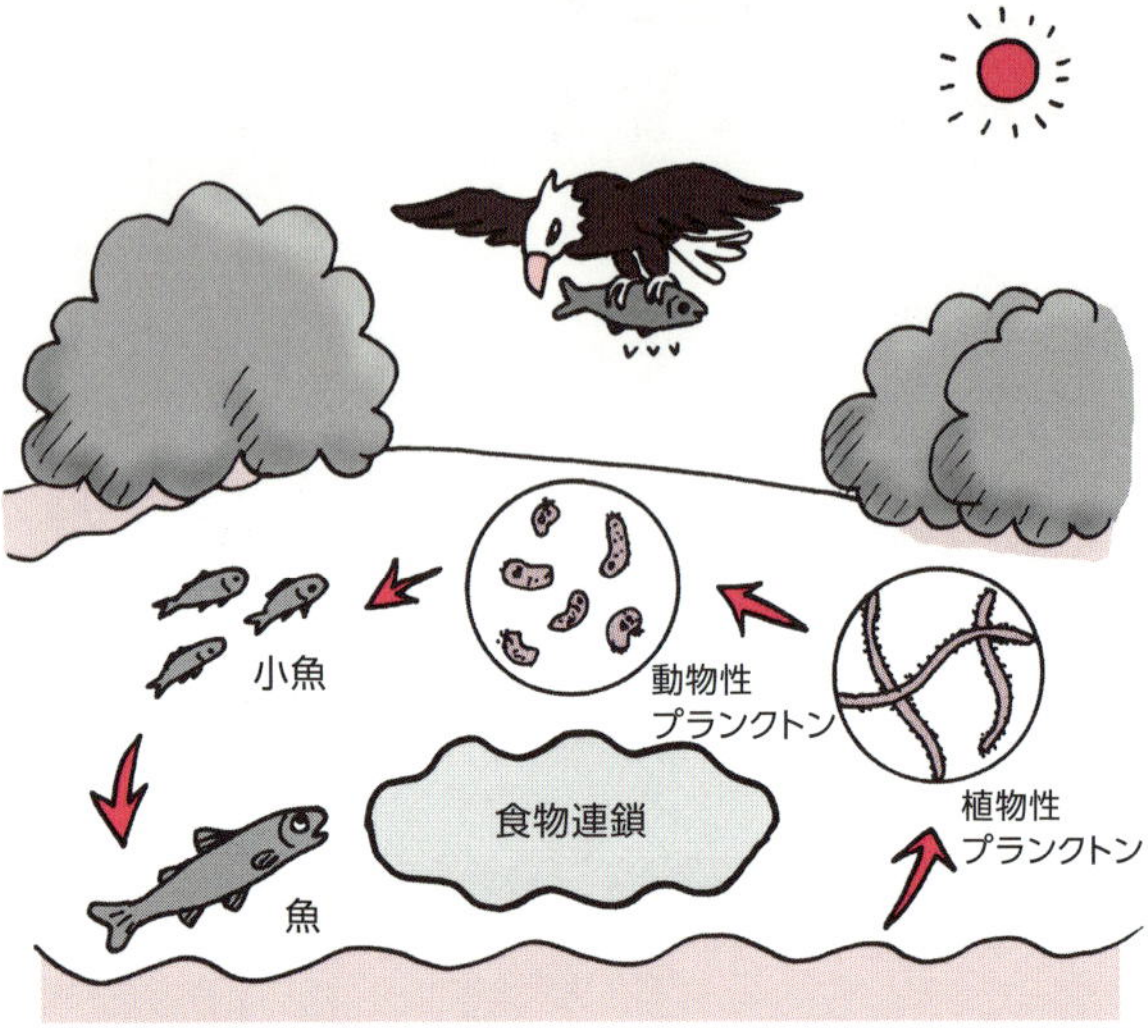

自然界の動植物は、食物連鎖といわれる被捕食関係にある。食物連鎖で排水中の PCB が魚類中に濃縮される。

●ポイント

①過去において、食用油の中に有機塩素化合物（ＰＣＢ）が混じったことがある。
②有機塩素化合物は、ＰＣＢやダイオキシンに代表される。
③ＰＣＢ、ダイオキシンは甲状腺ホルモンと構造が似ているため、甲状腺ホルモン受容体に結合し、働きを低下させる危険性がある。
④ＰＣＢ、ダイオキシンなどは、甲状腺ホルモンが影響する視力や聴力などにも悪影響を及ぼす。

●関連項目

第3章　発達障害の生化学的検査と治療

20　毛髪ミネラル検査

αリポ酸でデトックスを行った場合、体内の水銀、鉛、カドミウムなどの有害重金属は、便、尿、汗、そして毛髪中などへ排泄されます。αリポ酸のサプリメントを服用後、数時間で尿中に排泄が確認されます。毛髪の場合、1カ月に1センチ程度の発毛があるので、αリポ酸のサプリメントを服用後、1カ月程度でその変化を確認できます。

デトックスによるミネラル濃度変化を見る方法として、採取が簡便で、データも安定しているのは毛髪ミネラル検査です。爪先の変化を計測する場合もありますが、毛髪の根元が最近の変化を表すのに対し、爪の場合、根元を採取することはできないので、爪先まで伸びてくる時間の遅れを考慮しなければいけません。ですから、デトックスして刻々と変化するミネラルの測定には「毛髪」が適しています。水俣病の検査にも、毛髪ミネラル検査が用いられていました。

測定ミネラルの項目は、検査会社によって若干異なっていますが、デトックスの評価をする時に必要な項目はどの検査会社のものにも入っています。あまり項目が多すぎても、評価することができないので、ほどほどの項目が測定されていれば良いでしょう。

検査項目として必要なミネラルは、有害ミネラルではカドミウム、水銀、鉛、ヒ素、アルミニウムで、必須ミネラルとしては、ナトリウム、カリウム、カルシウム、マグネシウム、リン、セレン、ヨウ素、銅、鉄、亜鉛、コバルト、ニッケルなどとなります。

デトックスを開始する前に、まず初回の毛髪ミネラル検査をすることが重要です。デトックス前のデータがないと、それ以後のデータと比較できませんので、必ずデトックス開始前1週間から直前までに毛髪を切っておいてください。

デトックスを開始してからの排泄速度には個人差がありますが、ほぼ3～6カ月経過したころに水銀濃度などのピークを迎えます。ですから、デトックス開始後3カ月目の毛髪ミネラル検査はとても重要です。その後も約3カ月ごとに毛髪ミネラル検査を実施すると、治療効果と症状の変化について検討ができます。

水銀はタンパク質のシステイン部分、血管の壁や筋肉などに結合していて、血液中を循環するαリポ酸と接触するとキレート（カニの爪）結合を行って、体外へ排泄されていきます。

鉛とカドミウムは、カルシウムに類似した動きをするため、骨のカルシウム結合部分に留まり、骨の成長に伴い骨の中に埋め込まれる場合があります。成長期の子どもたちの身長が伸びる場合、骨は一度分解されてから再生されます。この時、骨の中に埋め込まれていた鉛やカドミウムが表面にむき出しになるとαリポ酸と結合し、体外へ排泄されていきます。このような変化があるため、毛髪中の鉛やカドミウム濃度は数カ月から2、3年の間、振幅するよう変化しながら減少していきます。

排泄器官のひとつである毛髪

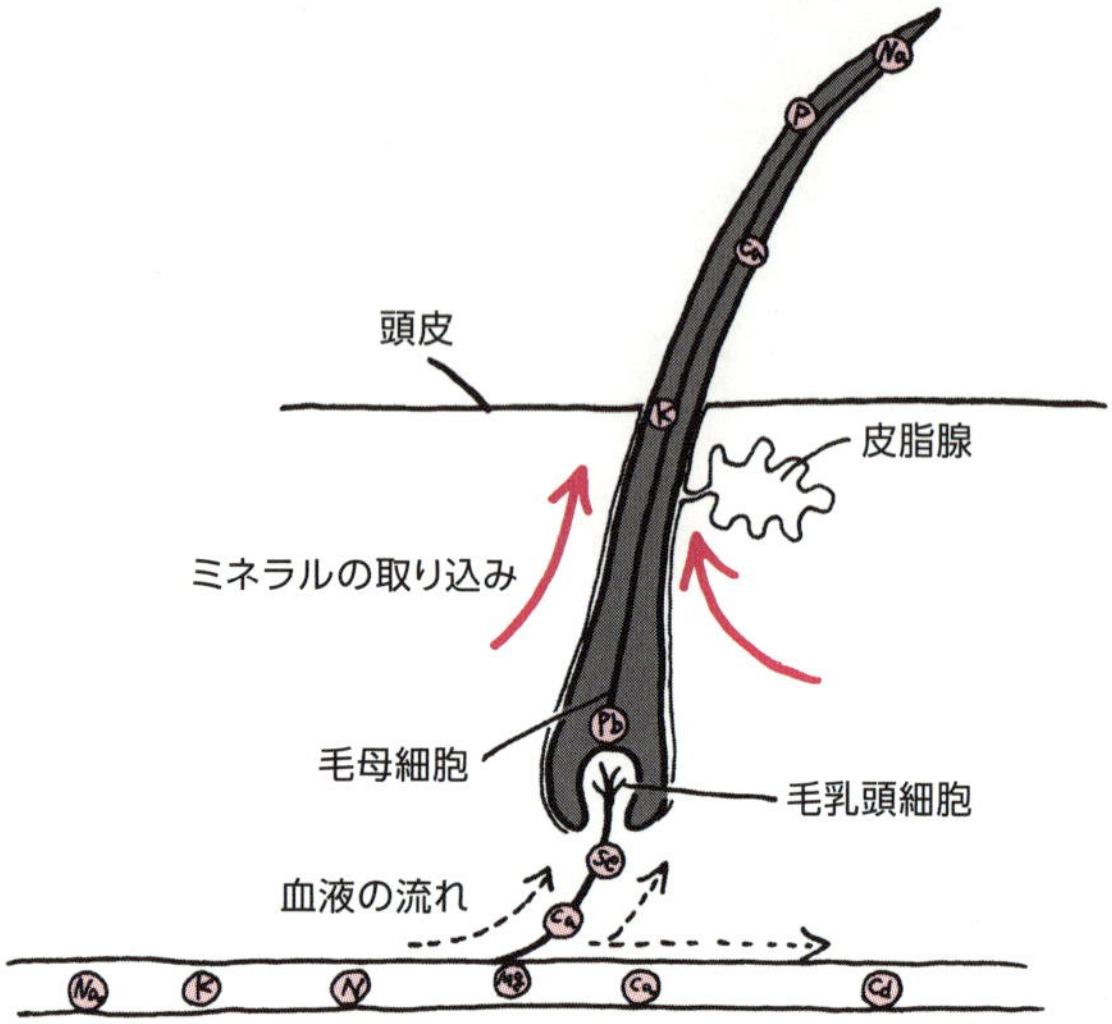

毛髪ミネラル検査では栄養状態、ミネラルバランス、欠乏や過剰となるミネラルが把握できる。

一方、必須ミネラルで水銀や鉛の影響を受けていたものは、水銀、鉛のデトックスに伴い、体内の酵素タンパク質などの働きが高まるため、亜鉛、セレン、コバルトなどの濃度が減少する場合があります。これはデトックス効果が表れているためと考えられ、必須ミネラルの必要量が増加していますので、ミネラルの補給も検討すると良いでしょう。

●ポイント

①毛髪中の有害重金属、必須ミネラルの濃度を測定して、体内の状況を把握する。
②デトックス栄養療法の開始前、開始後3ヵ月ごとに毛髪ミネラル検査を行う。
③水銀、鉛、カドミウムの排泄速度の違いで、それらの体内への侵入状況を把握する。
④有害重金属の排泄に伴い、必須ミネラルの必要状況を把握する。
⑤症状変化と、毛髪ミネラル検査結果の変化を、総合的に評価する。

●関連項目

14 水銀と殺菌作用……76
15 水銀とDPP-4、免疫、食後低血糖……80
16 カルシウム、鉛と神経細胞……85
17 鉛と鉄の関係……90

21　尿中有機酸検査

人間は生存するために、毎日食事をする必要があります。食事をすると、食材中の各種栄養素が体内に取り込まれ、活動のために消化吸収を行います。消化吸収という反応が起きる腸内には、腸内細菌が共生しているため、これによる反応も重なってきます。

腸管粘膜で分解、吸収された食材中の栄養成分は、血液に乗って栄養素を必要とする臓器へ送られ、各臓器の細胞内で必要な物質に合成されたり、分解されたりします。そして、栄養素から生じる廃棄物（有機酸という物質が生じる）は便中や尿中へと排泄されます。そのため尿中へ排泄された有機酸の分析を行うと、腸内環境や体内の生化学反応の状態を推測することができます。

お米などの炭水化物は分解されて糖分となり、腸の粘膜から吸収されますが、一部は腸内細菌の餌になり、分解を受けます。腸内細菌は善玉菌や悪玉菌、その他酵母菌などの真菌（カビの仲間）とバランスを取りながら共存しています。しかし、水銀などが腸内に流れ込むと、水銀の殺菌作用で腸内細菌のバランスが崩れ、善玉菌が減少し、酵母菌が増加します。すると酵母菌は糖分を分解して、アラビノースという物質を増やすため、尿中にアラビノースやその類似物質が増加していると、腸内に酵母菌が増加している可能性があります。

この酵母菌は、食材中のビタミンCを横取りして、シュウ酸という物質を増やします。大人でシュウ酸が増加すると、尿管結石の原因になり、この時、尿中のビタミンCは減少し、シュウ酸などの類似物質が増加していることになります。

ビタミンCが酵母菌によって減少するということが、尿中有機酸検査から分かりますが、ビタミンB群から生じる有機酸濃度により、ビタミンB群の過不足も推測することができます。ビタミンB_2からの有機酸が減少している場合、ビタミンB_2不足でドーパミン分解が遅れていることがあり、これによって多動傾向になったり、集中力が低下したりという症状を示します。

また、魚類中の水銀などにより腸内細菌のバランスが崩れ、腸管壁浸漏症候群になっている場合は、腸管粘膜で炎症反応が起きている可能性があります。この炎症反応に関与した白血球は、血液に乗って脳内にも循環し、脳細胞のところでも神経伝達物質であるセロトニンの合成を抑え、興奮性アミノ酸であるキノリン酸などを増やしたりします。この状態になると睡眠物質のメラトニンも減少し、子どもたちは夜になっても寝付かずに、逆に活動性が高まってしまいます。

炭水化物からのブドウ糖は、細胞内のミトコンドリアでエネルギーATP（アデノシン三リン酸）に変換されますが、この反応に関係する有機酸の過不足で体内のエネルギー評価ができるため、尿中有機酸検査はとても重要な情報を提供してくれます。

●ポイント

①栄養素が体内で変化して、水溶性の有機酸として尿中に排泄される。
②腸内に善玉菌が減少して酵母菌が増加すると、アラビノースが尿中に排泄される。
③腸粘膜での炎症反応をきっかけにセロトニンが減少し、さらにメラトニンも減少すると不眠傾向になる。
④ビタミンの過不足も、尿中有機酸検査に表れる。
⑤ビタミンの不足から、ドーパミン代謝を推測することができる。

●関連項目

7　腸管壁浸漏症候群と食物アレルギー……39
11　集中力とノルアドレナリン……58
12　気分変動とセロトニン……62
14　水銀と殺菌作用……76
26　足し算のビタミン……131

22　尿中ペプチド検査

消化酵素の一つであるＤＰＰ－４の働きが水銀によって低下した場合について、「8 牛乳、小麦とモルヒネ様物質」で説明しました。栄養食材と思って利用していた牛乳（カゼイン）や小麦成分（グルテン）から、モルヒネ様物質であるカソモルフィン（乳タンパク質の消化に由来するペプチド）やグリアドルフィン（グルテン由来のペプチド）という物質が腸内に生じ、血液中から脳内に侵入すると、子どもたちは何のきっかけもなくケラケラ笑い出したり、ハイテンションになったりします。そして、これらの物質が血液中から減少する時には逆に機嫌が悪くなり、ぐずり始めたり、怒り始めたりします。

ある日、診察前にお昼ごはんとしてラーメンを食べてきたお子さんがいました。診察室に入って来た時から落ち着かずそわそわしており、しばらくすると一人でケラケラ笑い出し、それから30分くらいしたら機嫌が悪くなり、少し攻撃的になりました。私は、短時間の間に何が起きているのだろうと悩みました。その原因を探ろうとお母さんに質問したら、お昼ごはんのラーメン（小麦原料）の話が出てきたので納得しました。

ラーメンを食べて1時間後からモルヒネ様物質が増加し始め、落ち着かなくなり、それから20分もしないうちに、モルヒネ効果で多幸感が生まれ、ケラケラ笑い出したようです。その30分後、モルヒネ様物質が分解され始めたころに、機嫌が悪くなっていきました。ただ、この反応には、もう一つ上乗せする要素がありました。それは、ラーメンに使用された油脂で、これには炎症を高めるものがあります。

この子どもの例のように、モルヒネ様物質と油脂などからなる炎症反応により、脳神経は思いがけない反応をして子どもたちの行動を変化させます。子どもたちは、外部からのきっかけもなく気分が変化するのでとても可哀そうです。その変化を見るお母さんたちは、何が起きているのか分からないまま不安になっていきます。時には、その行動を制しようとする言葉を聞かない子どもたちに、苛立ちを覚えることがあります。その苛立ちから、子どもたちに辛く当たってしまうこともあるのではないかと思います。

このような原因の分かりにくい行動が見えてきたら、尿中のペプチド検査を行ってみると良いでしょう。本来は、タンパク質からアミノ酸まで分解されていて、尿中には存在しないはずのモルヒネ物質が出ることに驚きを感じます。それが、牛乳やパン、麺類などから生じているとなるとさらに驚きです。時には、牛乳を生み出す牛肉からも生じることがあるようです。モルヒネ物質の存在を確認するためには、いつもと同じ食事、特に乳製品や小麦食品を適量食べさせて、その翌朝の尿を採取して調べることになります。

また、神経伝達物質であるドーパミンについて前述しましたが、アクセル役であるドーパミンを分泌する脳神経は、抑制性アミノ酸であるＧＡＢＡ（ギャバ）を分泌する脳神経に

タンパク質がアミノ酸に分解されるまで

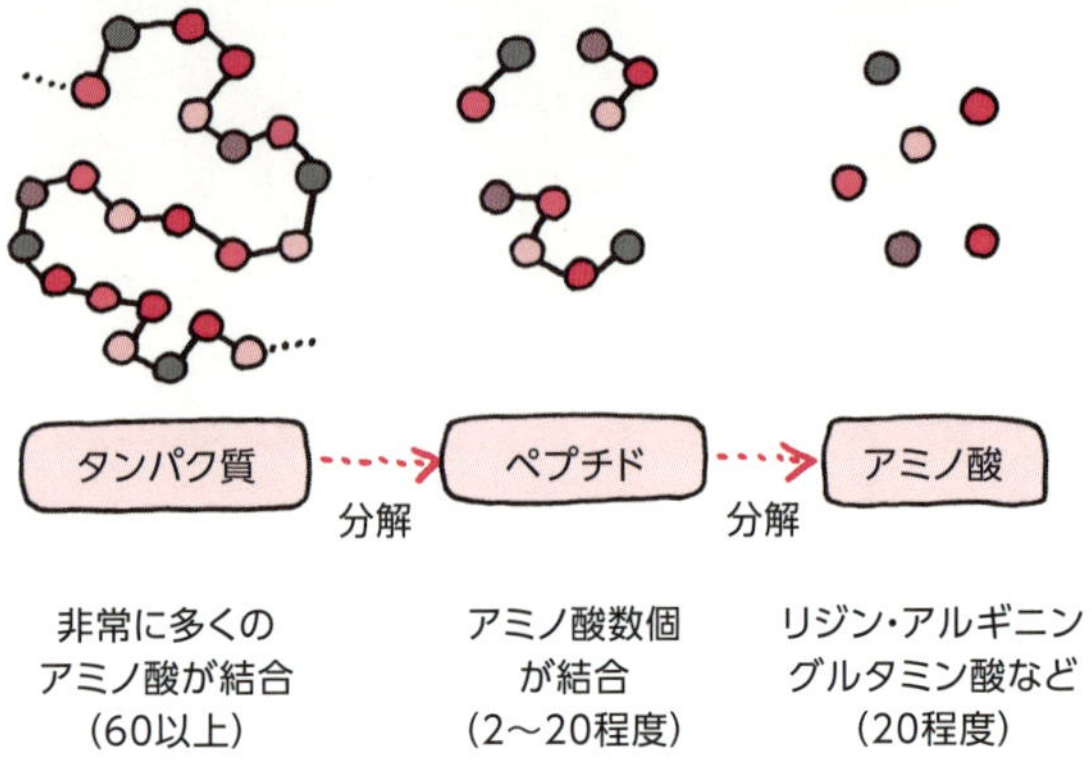

ペプチドは２つ以上のアミノ酸が結合した成分で、同じアミノ酸同士が結合することもあれば、異なる場合もある。

よってブレーキをかけられています。このＧＡＢＡを分泌する神経の上流に、モルヒネ物質が働く場所があるようです。

最初、モルヒネ物質は直接脳神経を刺激して多幸感を生み出しますが、しばらくすると、ブレーキ役をしているＧＡＢＡ神経をさらに抑制してしまい、ＧＡＢＡ神経の働きを低下させることになります。その結果、アクセル役のドーパミン神経の働きが高まり、行動が活発になるというわけです。さらに、それが高じると攻撃性につながったり、苛立ったりします。

１杯のラーメンくらいと考えていた食べた物が、子どもたちの脳内で嵐が吹き荒れる状態になり、短時間でさまざまな症状を表すことになりますので、必要に応じてモルヒネ様物質を除去することが重要となります。

●ポイント

①タンパク質であるカゼイン、グルテンを分解するDPP－4の働きが不十分であると、モルヒネ様の働きをする物質（ペプチド）ができる。
②モルヒネ様物質は尿中に排泄されるので、尿検査で確認ができる。
③モルヒネ様物質は多幸感を生み出したりするが、モルヒネ物質が減少すると、反動的に不機嫌になることもある。
④牛乳をたくさん飲みたがったり、パンを続けて食べたりする場合は、特に注意する。
⑤乳製品、小麦製品の摂取でテンションが変わる場合は、除去を検討する。

●関連項目

7 腸管壁浸漏症候群と食物アレルギー……39
8 牛乳、小麦とモルヒネ様物質……44
9 多動、攻撃性とドーパミン……49
15 水銀とDPP－4、免疫、食後低血糖……80

23　遺伝子多型《たけい》検査

　これまで記してきたように、発達障害には水銀や鉛、ＰＣＢ、ダイオキシンなどの環境汚染物質による子どもたちの脳への影響という環境要因と遺伝要因の二つがあります。

　例えば、遺伝要因の例として、毛髪の色の違いがあります。ほかにもお酒を飲める人と飲めない人、飲むとすぐに酔う人などの違いも、アルコールを分解する酵素タンパク質の構造の違いで、すなわちこれが遺伝子多型になります。

　また、水銀の体内への侵入通路や、ブドウ糖から化学エネルギーＡＴＰを生み出す反応などに関係するタンパク質の構造、働きにも個人差があります。これらも遺伝子多型で、発達に影響する遺伝要因のもととなります。

　子どもたちの脳の発達に影響する水銀や鉛において、食材の中から腸粘膜を通過する時や、血液中に入る時などの通路（トランスポーターのタンパク質）に個人差があります。また、血液中に入った水銀や鉛を、肝臓や腎臓から排泄する働きにも個人差があります。この個人差であるタンパク質の遺伝子多型により、水銀や鉛の体内への蓄積量が変化するのです。

　脳内に水銀や鉛が侵入し、その炎症を抑える生体内の免疫力や、炎症の際に発生する活性酸素を消去する力などにも遺伝子多型による個人差が存在します。

神経伝達物質で、多動や攻撃性に関係するドーパミンの分解にメチル化反応があります。ドーパミンは、身体を動かしたり、勉強を始めたりする時に重要な物質ですが、一つの行動を起こした後も持続的に神経のシナプス（神経間の隙間）に存在すると、ドーパミンの作用が強くなり、常に身体を動かす常同行動になったり、常に動き回る多動行動になったりします。ドーパミンはさまざまな物事に興味を持つ時に重要ですが、持続してシナプスに存在すると、次々に目移りが起こり、集中力の低下につながってしまいます。

ドーパミンは、ドーパミンにメチル基（CH_3）を結合させるメチル化反応という方法によって分解されますが、この反応にはMTHFR（メチレンテトラヒドロ葉酸還元酵素）、MTR（メチオニン合成酵素）、MTRR（メチオニン合成酵素還元酵素）という3種類の酵素タンパク質が関係します。これらの設計図である遺伝子にも個人差があり、遺伝子の設計図から作り出されるタンパク質を構成するアミノ酸の組み合わせに、個人差が生まれます。

ほかにもドーパミンと関連するセロトニンの分解酵素、水銀の排泄に関係するグルタチオンを合成し、水銀と結合させる酵素などのタンパク質にも遺伝子多型があります。環境汚染物質の処理能力に関しては個人差があるため、遺伝子多型は発達に影響することになります。

このような理由から、遺伝子の多型を調べることは、治療に有益であるといえます。

●ポイント

①遺伝子は人間の酵素、筋肉などのタンパク質の設計図である。
②遺伝子は、タンパク質のもとになるアミノ酸を決める。
③アミノ酸を決める情報は、4種類から3個の塩基の組み合わせで決まる。
④3個の塩基の組み合わせの一部に変化（遺伝子多型）があると、異なるアミノ酸を選択する。

●関連項目

24　身体に優しい引き算、デトックス

水銀、鉛やカドミウムなどの重金属が体内に蓄積すると、身体に有害であることをこれまで記してきました。さらに、有害な重金属が存在したままで、必須ミネラルを追加した場合、有害性が増加することも説明しました。遺伝子的な栄養学をもとにすると、栄養的な補助を行う時には必ず有害重金属を排泄（デトックス）してから、必須ミネラルを補給する必要があることが分かります。

この項では、身体に負担のない物質で有害重金属を排泄する方法を説明していきます。なお、デトックスやキレーションという言葉の説明は次項で行いますので、ここでは内服薬剤による有害重金属の排泄について説明します。

２０００年代の初め、それまでは保険薬として利用されていたコエンザイムＱ10（CoQ10）がサプリメントの成分として許可され、これを含むサプリメントが人気商品になりました。その次に許可されたのが、αリポ酸です。αリポ酸もそれまでは保険薬として診療に使われていたもので、現在でも、αリポ酸の注射液は保険薬として使用されています。

このαリポ酸は本来、体内に存在して、ブドウ糖からＡＴＰという化学エネルギーを作る際、ピルビン酸という物質をクエン酸回路に移動させる時に利用される重要な物質です。そ

の構造の中に5角形の形を持ち、その一部に2個のイオウSを含んでいます。このイオウSは酸化状態では結合していますが、還元状態になると結合が切れ、イオウSの手として有害重金属の水銀、鉛などと結合できるようになります。この結合を利用した排泄の方法を、実際の症例に基づき説明していきましょう。

まず、αリポ酸を含むサプリメントを調整し、夜、眠る前に尿を採取、その直後にサプリメントを服用します。翌朝、約6時間経過後の起床時に尿を採取して、尿中の水銀の量を測ると、増加が認められました。

さらに服用を続け、20日後、40日後に、今度は毛髪中の水銀濃度を測定します。すると20日後に増加した水銀が、40日後には減少するという変化が見られました。

また、水銀のような有害重金属と同じように、身体に必要なミネラルであるカルシウムまで体外に排泄されるのではないかという心配があったため、サプリメントを服用した後、眠る前と起床時の尿中のカルシウム濃度を調べたら、水銀とは逆に減少していました。さらに、20日後、40日後の毛髪中のカルシウム濃度を調べると、ほとんど毛髪中に排泄されていないことが分かりました。

水銀などの有害重金属は、酵素タンパク質などに結合して、体内の代謝を阻害しています。また、カルシウムの利用が低下して、未使用のカルシウムが体外へ排泄されるというカルシウムが関係する反応もあります。このような状態に対して、水銀のデトックスを行った結果、酵素タンパク質の反応が高まり、カルシウムの利用が回復し、体外へのカルシウム排泄が減少するのです。

カルシウムが不足していると判断し、デトックスを行わずにカルシウムだけを補給してしまうと、きちんとカルシウムが利用されず、余分なカルシウムが血液中に増加し、血管の壁に結合して動脈硬化の誘因となる危険性もありますので、注意が必要です。

●ポイント

①安全性の高いαリポ酸を使用するデトックス栄養療法は、身体に優しい。
②αリポ酸は本来生体内に存在し、ブドウ糖の代謝に関与している。
③選択性の違いはあるが、水銀、鉛など有害重金属と硫黄が結合し、体外へ排泄する。
④有害重金属を排泄すると、必須ミネラルは体内での利用が促進される。
⑤αリポ酸は、水溶性、脂溶性両方の性質を持ち、血液中だけでなく脂中の有害重金属も排泄する。

●関連項目

25　デトックスとキレート反応

デトックス（Detox）という英語は、解毒や排毒と訳されます。体内に蓄積している有害物質を、体外に排泄させる反応がデトックスで、それは有害重金属に限らず、ダイオキシンなどの有害化学物質を対象とする場合も、デトックスになります。

有害物質の中で、有害重金属である水銀や鉛のデトックスのために、これらと結合するαリポ酸を利用することを前項で説明しました。これはαリポ酸の構造の中にあるイオウSが、有害重金属と結合する反応を利用しています。

αリポ酸は、2カ所のイオウSが1個の水銀に結合して排泄を行います。2カ所のイオウSがある場合、1カ所のイオウSが水銀に結合すると、次にもう1カ所のイオウSが水銀に結合しやすくなり、デトックスの効率が高まります。このような結合の仕方を、キレート結合と呼びます。キレートとは「カニの爪」という意味で、重金属と2カ所以上の結合をする化学物質の反応をキレート反応と呼んでいます。キレート反応はキレーションとも呼ばれますが、正確な意味としては、キレート化合物を作る反応がキレーションということになります。ですから、αリポ酸を用いたデトックスというのは、αリポ酸と有害重金属とのキレート反応（キレーション）を利用した排泄（デトックス）操作ということになります。

カニが獲物を捕まえているようなキレート反応

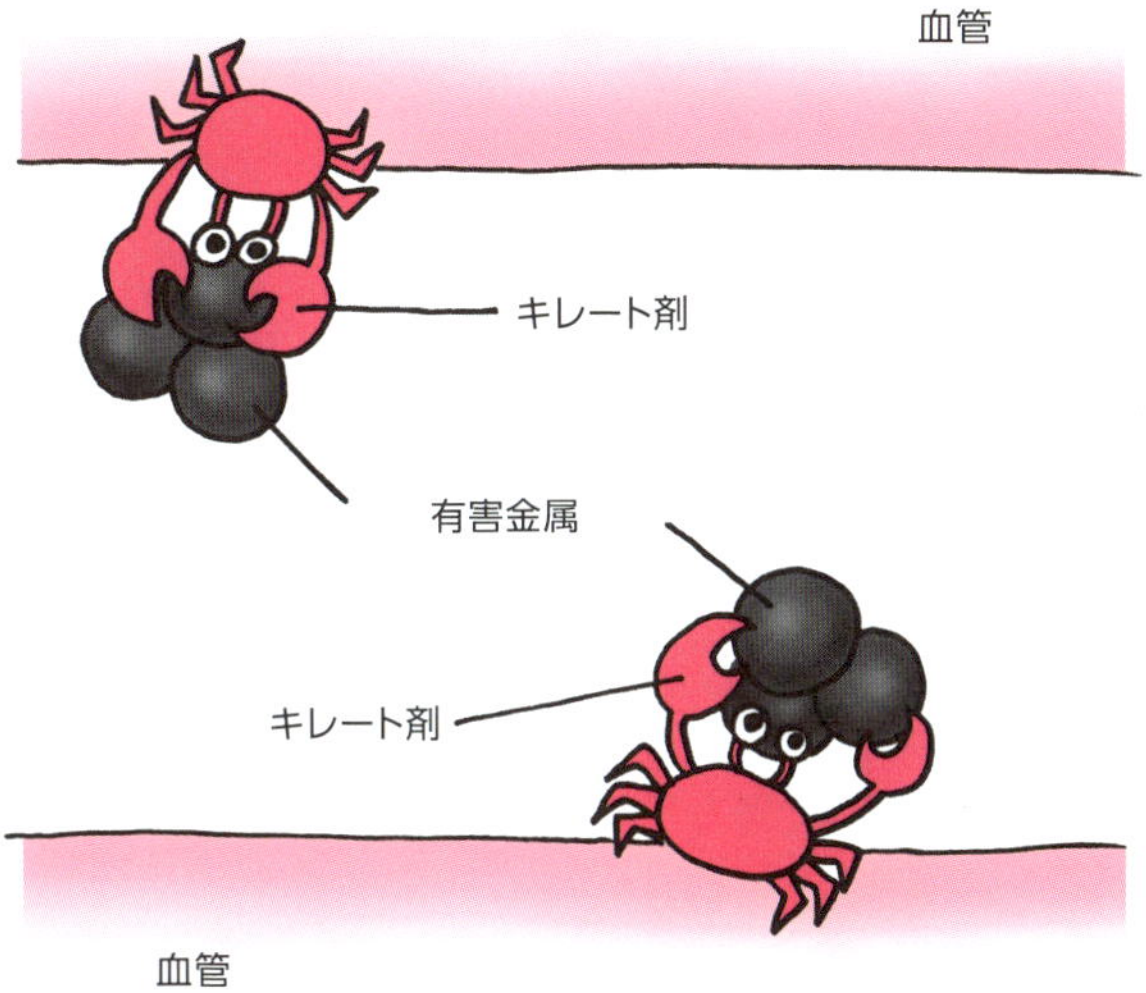

化学構造にカニの爪のようなアームを持つ物質は、そのアームである種の金属イオンを挟み込んで結合することができる。

αリポ酸を含むサプリメントは毎日内服して、体内に侵入する有害重金属をデトックスすることができます。食前5分から30分くらいの間に服用するとデトックス効果が高まり、食後に服用すると、食材中の鉄分などとαリポ酸が結合してしまい、血液中でのデトックス効果が低下します。また、αリポ酸の場合は生体内に存在する物質であるため、安全性が高いこともメリットの一つといえます。

米国などでは合成薬剤であるDMSA（2、3－ジメルカプト－1－プロパンスルホン酸）やDMPS（メソ－2、3－ジメルカプトコハク酸）が利用されていますが、子どもに服用する場合は、肝機能への影響を考慮しながら利用することが重要です。

また、時折、耳にすることもあるキレーション治療とは、キレート点滴のことを意味している場合が多いようです。これは、キレート剤であるEDTA（エチレンジアミン四酢酸）を水溶液に溶かして点滴を行い、血液中の水銀、鉛などの有害重金属を排泄（デトックス）させる治療です。EDTAは化学実験にも使用される水溶性のキレート剤で、米国では、血管の内壁に蓄積したカルシウムや鉛などの有害重金属を排泄させ、心筋梗塞の予防などに利用されています。

EDTAはカルシウムとも水銀、鉛とも結合し、結合相手の選択性がありません。カルシウムが減少すると血圧の低下につながりますから、EDTAによるキレーション点滴は経験豊富な医療者により、成人に対してのみ行われる治療で、子どもたちのデトックスのために、キレーション点滴を実施してはいけません。

αリポ酸内服によるデトックス治療と、ＥＤＴＡによるキレーション点滴とはまったく異なる方法です。もちろん、αリポ酸の注射液を用いるデトックス点滴もありますので、混乱しないようにしましょう。

αリポ酸を含むサプリメントは毎日内服して、体内に侵入する有害重金属をデトックスすることができます。また、成人の場合には毎日のデトックスに追加し、キレーション点滴を行うことも可能です。

●ポイント

①水銀や鉛のデトックスには、αリポ酸の構造の中にあるイオウSによる反応を利用している。

②EDTAは、鉛、水銀と結合するだけでなく、カルシウムとも結合する。

③金属との結合選択性の低いEDTAは、乳幼児には使用禁止である。

●関連項目

24　身体に優しい引き算、デトックス……122

26　足し算のビタミン

酵素タンパク質に結合した水銀や鉛をデトックスすることにより、酵素タンパク質は本来の構造に戻り、その働きが高まります。酵素タンパク質に限らず、有害重金属が結合したタンパク質は構造変化を起こし、本来の働きができない状態にあるので、デトックスすることはとても重要です。

遺伝子の設計図をもとに作られる筋肉などのタンパク質は、タンパク質単独で働くこともありますが、酵素タンパク質の場合はカルシウム、マグネシウム、鉄、銅、コバルト、亜鉛、セレンなどの必須ミネラルが結合し、さらにビタミンＣなどのビタミンが補助的に作用して、その機能を発揮します。

では、引き算を行った後に行う足し算の成分中にある、ビタミンについて説明していきましょう。

まずはビタミンＡについて。

子どもたちの発達において、ビタミンＡはさまざまな部位で働いていますが、発達障害において、特に重要な部位が目の網膜です。斜め見をする場合の網膜の錐体細胞の問題についてはすでに説明しましたが、錐体細胞で色を識別する際に必要なオプシン（アイオドプシン）という色素を合成する時に、ビタミンAが非常に重要になります。

また、体内でビタミンAに変化する野菜や、果物の中のβカロテンも必要です。水銀を除去しながら、βカロテンやビタミンAを適量摂取することで、色の識別ができ、目の前にあるものの形を理解できるようになります。なお、桿体細胞のロドプシンという色素にもビタミンAが必要ですが、桿体細胞は数が多いため、水銀の影響は軽減されています。

ビタミンB類は、一般的にビタミンB群として一括摂取されますが、ビタミンB群は酵素タンパク質の補助（補酵素）としてさまざまな働きをしているため、その働きがまったく反対になる場合があります。

シナプスに分泌されたドーパミンは、ドーパミンの受容体に結合した後、シナプスの細胞膜に存在するCOMT（カテコール－O－メチル基転移酵素）で分解が行われます。このCOMTいう酵素タンパク質には、ビタミンB群の中のビタミンB_{12}と葉酸が補助として働きます。次に再利用のためにシナプスから細胞内へ再取り込みされたドーパミンは、MAO（モノアミン酸化酵素）で分解されます。このMAOという酵素タンパク質には、ビタミンB群の中のビタミンB_2が補助として働きます。

ドーパミンは適量にコントロールされていれば、学力を伸ばすために重要ですが、過剰に存在すると、活動性や攻撃性が高まったりします。ドーパミン過剰の症状が認められる場合は、ビタミンB_{12}、葉酸、ビタミンB_2でコントロールします。ただし、MAOはセロトニンの分解にも関係しているので、ＭＡＯの調整は医療者の協力のもとに行うことが必要です。

一方、細胞内でドーパミンを合成する時、酵素タンパク質の補助としてビタミンB_6が働きます。しかし、ビタミンB_6とビタミンB_2が一緒に存在すると、ドーパミンが合成される一方で、その分解も行われるため、子どもたちは気分変動が瞬間的に起きて混乱をきたしてしまいます。ですから、まったく反対の働きをするビタミンB_2とビタミンB_6は、服用のタイミングと服用量の調整を行う必要があります。

また、発達支援におけるビタミンＣは、ドーパミンからノルアドレナリンという集中力に必要な神経伝達物質を作るために利用されます。水銀の影響により腸内の酵母菌が増えると、ビタミンＣを酵母菌に横取りされるので、しっかりとビタミンＣを摂取することが必要になります。

●ポイント

① 酵素タンパク質の補助因子に、ビタミンが協力している。
② 酵素などのタンパク質ごとに、補助因子のビタミンの種類が異なる。
③ ビタミンの種類により、同じ物質に対しても、合成促進と分解促進をする場合がある。
④ ドーパミン合成にはビタミンB_6が必要で、分解にはビタミンB_2が必要である。
⑤ 総合ビタミンB群を投与すると、ドーパミン合成と分解が並行して、脳神経は不安定になるため、注意が必要である。

●関連項目

27　足し算のミネラル

デトックス栄養療法を始める前と、始めてから3～6カ月ほど経過した後の毛髪ミネラル検査の結果を比較すると、水銀、鉛、カドミウムなどの有害重金属が毛髪中に排泄され、それぞれの数値が上がってきています。

酵素タンパク質に結合している有害重金属がαリポ酸により排除されると、酵素タンパク質の働きが高まり、その補助因子である必須ミネラルの必要量が増加します。それまで利用されずに体外へ排泄されていた必須ミネラルは、需要が高まり、結果として毛髪中への排泄が低下するのです。

有害重金属である鉛やカドミウムは、必須ミネラルのカルシウムとイオンの半径が類似しています。そのため、人間の身体はカルシウムと鉛、カドミウムの区別ができずに、血液中の鉛、カドミウムを成長期の子どもたちの骨に結合させてしまいます。これをそのまま放置していると、カルシウムにより骨の構造が変化し、骨折しやすくなってしまうので、鉛やカドミウムをデトックスしながら、骨の成長に必要なカルシウムやマグネシウムを補給することが重要です。

なお、骨の中に埋め込まれた鉛やカドミウムは、骨の成長する時期に内部から漏れ出てくるために、毛髪中の鉛、カドミウム濃度は数カ月から2、3年の周期で波打ち、増減を繰り返しながら、排泄されてきます。毛髪中において一度減少した鉛、カドミウムが増加しても、体外からの侵入がなければ問題はなく、心配ありません。

また、水銀、鉛やカドミウムから影響を受けるほかのミネラルとして、セレン、亜鉛、コバルトなどがありますが、なかでもセレンは水銀と結合して、体外へ排泄するために利用されます。毛髪中のセレンの数値が高くなっている時は、水銀のデトックスに利用されて体外へ排泄されてきているということです。

この時、まずαリポ酸によるデトックスを行い、並行してセレンを補給します。甲状腺で合成された未完成の甲状腺ホルモンであるチロキシン（T4：4個のヨウ素が結合）が、必要とされる組織に到達した時に、1個のヨウ素を外すために必要な脱ヨード化酵素の補助因子として、セレンが不可欠です。

セレンが不足すると、T4からT3（トリヨードチロニン）への変換がうまくいかず、甲状腺ホルモンの働きが低下します。ですから毛髪中の水銀濃度が高ければ、セレンの補給が必要となります。

また、毛髪中の見かけの水銀濃度が低く、体内に水銀が蓄積している場合も、セレン不足になっている可能性がありますので、セレンを補うことが重要です。

亜鉛は、各種の細胞が分裂して増加する時に必要なミネラルです。胃潰瘍の治療薬としても、亜鉛含有の薬が使用されます。また、体内に侵入した有害重金属を一時的に捕獲するためのタンパク質であるメタロチオネインの中にも亜鉛が存在しています。鉛やカドミウムが血液中に存在すると、メタロチオネインの亜鉛と置き換わるように、鉛やカドミウムをメタロチオネインのタンパク質構造の中に取り込み、有害性を減らそうとします。この時、置き換わって放出された亜鉛は毛髪中に増加します。

コバルトは、ビタミンB_{12}の補助因子として働いています。発達過程において、脳の神経伝達物質のドーパミンをメチル化して分解するために、葉酸と一緒に利用されます。水銀などのデトックスを行うと、ビタミンB_{12}と葉酸の利用が促進され、毛髪中のコバルト濃度が低下することがありますが、このような時には、外からの補給が必要になります。

●ポイント

①有害重金属を捕獲するメタロチオネインは、自前のデトックスタンパク質である。
②メタロチオネインは最初、亜鉛を補助因子としている。
③有害なカドミウムや鉛が体内へ侵入すると、メタロチオネインは亜鉛を放出して、代わりにカドミウム、鉛を捕まえて、無害化する。
④放出された亜鉛は血液から毛髪中などへ排泄され、毛髪中の亜鉛が増加する。
⑤亜鉛が体内で利用されず体外へ排泄されると、亜鉛不足の状態になるため、デトックスしながら、亜鉛などの補給が必要である。

●関連項目

5　言葉の発達と自閉症……30
16　カルシウム、鉛と神経細胞……85
18　カドミウムとカルシウムの関係～イタイイタイ病……95
20　毛髪ミネラル検査……106
24　身体に優しい引き算、デトックス……122

28　足し算のサプリメント

これまで足し算のためのビタミン、ミネラルの成分について説明しました。

酵素タンパク質に結合している有害重金属がデトックスされ、その酵素タンパク質の補助因子であるミネラルやビタミンを補給することで、神経細胞を初めとする全身の細胞の働きが高まり、骨などの構造もしっかりとしてきます。

さらに、有害重金属によって働きが低下していた神経細胞の働きがデトックスにより高まると、細胞内で利用されるミネラルやビタミン以外の材料の供給も重要になってきます。具体的には、細胞膜を構成する脂質の材料であるホスファチジルコリンやホスファチジルセリン、さらにはＥＰＡやＤＨＡなどです。

発達障害では、扁桃体や海馬、前頭前野などの神経細胞が、有害重金属や有害化学物質の影響を受けている可能性があります。健康的な神経細胞を新しく作って、きちんと働いてもらうためには細胞の周りをしっかりさせ、細胞膜の構成成分を補給する必要があります。

細胞膜は、リン脂質という脂の仲間が二層になって存在しています。外側は血液などの水分、内側は細胞基質という水分が存在していますが、その二つの部分を仕切って、脂溶性の性質を持たせるために二層構造になっているのです。このリン脂質は、柔軟に動く必要があることから、柔軟性を持たせる二重結合をたくさん持つ脂分が多く使用されています。その一つが、EPAであったり、DHAであったりします。もちろん、EPAやDHAの原料であるαリノレン酸もその役割を持っています。

EPAはその昔、エスキモーの人々に脳梗塞が少ないということの理由を探した時の原因物質で、青魚の中に多く含まれていたものです。そこから、脳梗塞予防のため、青魚をたくさん食べ、EPAを摂取すると良いということになりました。しかし、青魚の中には水銀も含まれているのです。

後日談として、EPAと脳梗塞の関係を報告したデンマークの研究者は、青魚を多く摂ると心筋梗塞になる可能性があるという論文も報告しました。これは、最初の論文報告ほどには注目されませんでしたが、報告書の中の推論として、心筋梗塞の増加は青魚の摂取のために、体内へ侵入する水銀の影響であろうと書いてありました。

細胞膜がしっかりとして、細胞が形成されると、細胞の外からやって来る情報を、細胞の中の核まで伝える伝達経路の整備が必要です。この情報伝達経路は、複数の物質が関係して作られています。この物質の中でも特に重要なのが、ホスファチジルコリンやホスファチジルセリンです。

ホスファチジルコリンというリン脂質は、卵の中に含まれているので、特に卵アレルギーがなければ、日常の食事から摂取できていると思います。

脳機能の働きをサポートするPS（ホスファチジルセリン）
ニューロンを活性化させるDHA

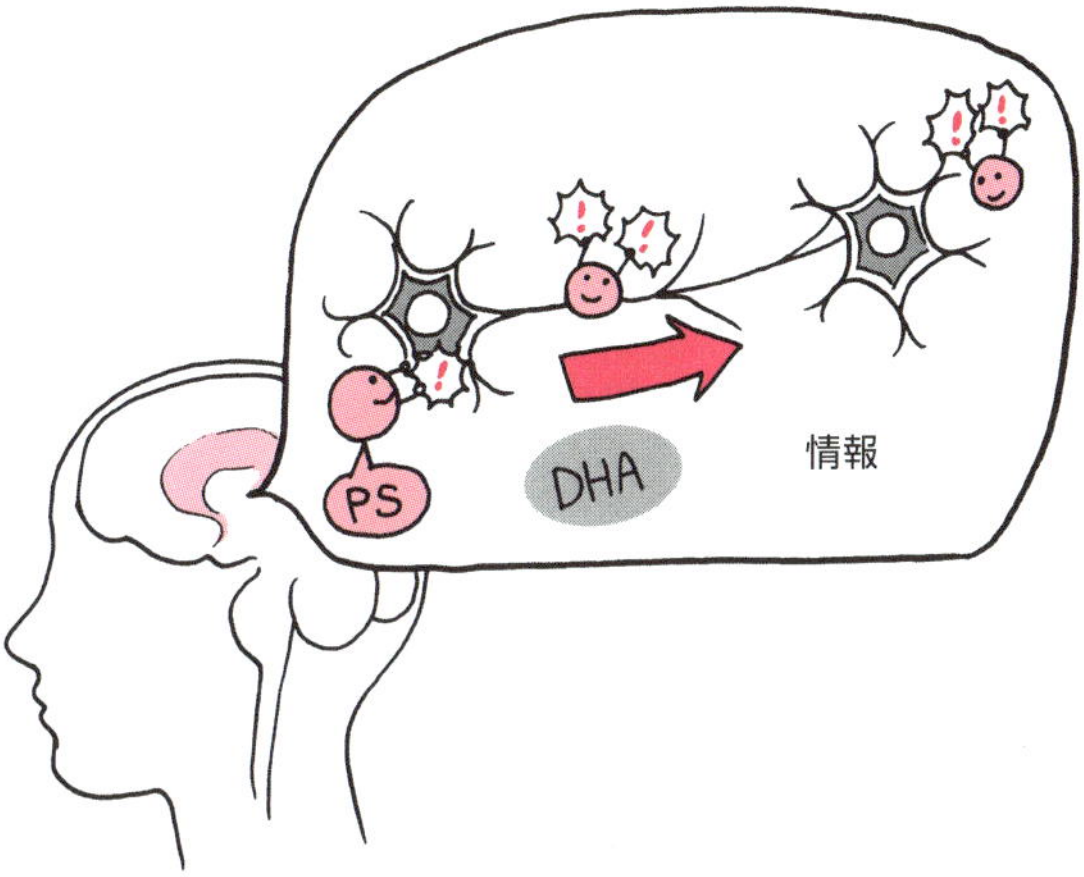

PS（ホスファチジルセリン）は脳に栄養や酸素を行きわたらせ、脳内の情報伝達物質のスムーズな移動を助けることによって、脳細胞の活性化と共に、脳機能の働きをサポートする。
DHA はニューロンを活性化させて、情報の伝達をスムーズにする。

一方、同じ仲間のホスファチジルセリンは、生の卵の中には少ないので、サプリメントの形で摂取する必要があります。

これで、細胞内の情報伝達の準備ができました。

次に、腸管粘膜の細胞同士のつながりについて考えてみます。

腸内の炎症反応で腸管粘膜に隙間ができると前述しましたが、サプリメントによってこの細胞間のつながりをしっかりさせることが可能です。そのために必要なサプリメントは、油脂に溶ける脂溶性ビタミンであるビタミンDです。これにより吸収されたカルシウムが細胞のつながりをしっかりさせますので、ビタミンD摂取はとても重要になります。

●ポイント

①デトックス（引き算）をして、体内の有害重金属を減少させ、細胞を再生させる。

②神経細胞のシナプスが成長する過程で、細胞膜活性材料としてホスファチジルコリン、ホスファチジルセリンなどが必要である。

③細胞内の情報をスムーズに伝達する材料として、DHAが重要である。

④細胞間の結合を安定化させるために、ビタミンDが必要である。

●関連項目

26　足し算のビタミン……131
27　足し算のミネラル……135
41　油脂……198

第4章　デトックス栄養療法のすべて

29　デトックス栄養療法と腸内細菌

体内に微量で慢性的に蓄積している有害重金属は、αリポ酸含有のサプリメントでデトックスすると、便や尿、そして毛髪中などに排泄されます。最初に、血液中の有害重金属が増加し、その後、便中に排泄されていきます。

各組織の細胞の中に蓄積していた水銀や鉛は、αリポ酸と結合し、血液中をしばらく循環します。この時、血液中の白血球で、アレルギーに関係する好酸球などが、血液中に増加した金属と接触すると、金属アレルギーの反応を起こします。この反応は、皮膚の発赤や痒みになって現れることがあります。ただし、個人差があるので、必ずということではありません。

この変化は、有害重金属の排泄が、確実に行われている証拠でもあります。夜中に痒みが出て、無意識にかいてしまう場合は、抗アレルギー剤を小児科の先生に処方してもらうと良いでしょう。抗ヒスタミンのクリームなどを塗って、様子を見ていると落ち着いてきます。このアレルギー変化は、デトックスを開始して2、3週間の間に出現することがありますが、反応が出ない子どももいます。

次に、血液中から便中へ有害重金属が排泄されると、便中の善玉菌が一時的に影響を受けます。体内に蓄積している水銀が腸内に排泄されると、殺菌作用のある水銀は腸内細菌へ影響を及ぼすのです。

腸内には、非常に多くの細菌や真菌（カビの仲間）が住みついています。これらの腸内細菌は、長い時間をかけて棲み分けをし、腸内フローラと呼ばれるそれぞれの縄張りを作ります。フローラとはお花畑というような意味で、棲み分けの状態を、腸内細菌のお花畑とイラスト的に表現したものです。このフローラの中には、善玉菌や悪玉菌、酵母菌のような真菌が存在しています。

善玉菌のような細菌の表面には、リン脂質からできている細胞膜があり、この中にアミノ酸がつながったペプチドのアンテナが延びています。このアンテナで細菌の周りの環境をチェックしたり、棲み分けをしたりするために、ほかの細菌の存在を確認しているのです。ペプチドが水銀と結合すると、機能しなくなり、結果的に細菌は死滅することになります。悪玉菌も類似していますが、種類によっては水銀に抵抗するものがあります。

一方、カビの仲間の真菌の表面は、グルカンという繊維質で囲まれていて、簡単に水銀で変化することがありません。細菌の表面に鎧兜《よろいかぶと》を着せたような構造になっていて、水銀のような槍が飛んできて攻撃しても、跳ね返してしまいます。その結果、酵母菌などの真菌が腸内細菌の中に残って増加し、軟便や下痢、時には便秘になります。さらに、気分的にも不安定になります。

酵母菌は、砂糖などを餌にして生活しているので、甘いお菓子や飲料水を飲むと、その中の砂糖は酵母菌の餌になります。デトックス治療を行っている時に、甘い物を控えるのはこのような理由からです。

デトックス中も含め、善玉菌を増やすためには、オリゴ糖を摂取することが重要です。オリゴ糖を食べた善玉菌は、乳酸を生成し、悪玉菌や酵母菌を抑えます。また、酪酸を生成する酪酸菌（ミヤリサン）も効果的です。

デトックスを行うと、有害重金属がやむを得ず腸内に排泄されますので、オリゴ糖や酪酸菌を服用して、腸内環境を整えていきましょう。ただし、乳製品由来（モルヒネ物質原料）であるヨーグルトの乳酸菌は、控えるようにしてください。

●ポイント

①健康的な腸内では、種々の腸内細菌や真菌類がお花畑（フローラ）を形成する。
②魚類の摂取が増えると、魚類中のメチル水銀の殺菌作用で善玉菌が減少し、酵母菌などの真菌類の比率が増加する。
③腸内細菌のフローラのバランスが崩れると、これを調整しようと腸粘膜の白血球が酵母菌などと戦い、腸粘膜は炎症状態となる。
④腸粘膜での炎症反応は、腸管壁浸漏症候群につながる。
⑤腸内細菌フローラの改善のために、オリゴ糖や酪酸菌を利用する。

●関連項目

7　腸管壁浸漏症候群と食物アレルギー……39
8　牛乳、小麦とモルヒネ様物質……44
14　水銀と殺菌作用……76
21　尿中有機酸検査……111

30 デトックス栄養療法と風邪症状、感染症対策

冬になって乾燥が続くと、風邪やインフルエンザウイルスの活動が高まり、呼吸器系の感染症を起こしやすくなります。最近では、ノロウイルスなどによる消化管の感染症も増えています。感染症になって小児科などを受診すると、風邪の炎症を抑える薬や、溶連菌感染などの細菌性感染症の抗生剤が処方されたりします。また、マイコプラズマ肺炎や、百日咳による咳の長引く呼吸器感染症も流行っていて、抗生剤の投与が避けられなくなっています。

消化管の感染症である感染性胃腸炎では、いつもの腸内細菌のフローラに、外部から病原性のある細菌やウイルスが侵入するため、腸内細菌のバランスが変化してしまいます。この状態を改善しようと、子どもたちの白血球は、外部から侵入した病原性の細菌やウイルスと戦うと同時に、バランスを崩して、増加した腸内細菌の一部の悪玉菌、酵母菌の増殖を抑えるための戦いを開始します。この過程で腸粘膜の血管が拡張して、血液中の水分が血管外に増加すると、腸粘膜は浮腫状態になり、腸粘膜のバリアー機能が低下し、腸漏れ状態になります。これが腸管壁浸漏症候群の実態です。

体内に蓄積している水銀が、デトックスによって腸管内に排泄されると、水銀の持つ殺菌力で腸内細菌のバランスが変化し、悪玉菌や酵母菌が増加します。この状態になると、悪玉

菌や酵母菌を多く含む便を速やかに体外へ排泄するために、子どもたちは軟便や下痢状態になります。

感染症対策で抗生剤を服用した場合も、一部の善玉菌の殺菌が行われ、腸内細菌のフローラのバランスが崩れ、悪玉菌や酵母菌が増加します。このため便を速やかに体外へ排泄させようと、軟便や下痢状態になり、臭いも乳酸の酸っぱい臭いから、悪臭へと変化します。

風邪症状は咽頭痛などから始まり、炎症反応は次第に気管へと広がっていきます。気管粘膜表面に炎症が広がると、粘膜表面にあって、痰などの粘液分泌物を上方へ掻き揚げる繊毛が剥がれ落ちてしまいます。外からのほこりが気管に入った時に、気管からの分泌物に絡めて、咽頭の方へ掻き揚げて外部へ排出する繊毛の機能が、風邪の炎症反応によって損なわれます。繊毛が消失した気管は、咳によって起きる肺からの空気の勢いを利用し、ほこりや分泌物（痰）を外部に排出します。これが、咳き込むという症状で、繰り返すと気管粘膜は充血して、炎症反応が持続します。そこで、この咳を止める咳止めの出番となります。

咳止めは、咳を止め、呼吸の困難さを和らげてくれるのですが、同時に腸管の運動も低下させ、便が固く便秘傾向になります。

風邪症状になった時は、軟便や下痢状態で便を速やかに体外へ排泄させたいところですが、逆に咳止めの働きで便秘状態になることもあります。その場合、子どもたちの精神的状態に影響が出ることもありますので、注意が必要です。

●ポイント

①病原性の細菌やウイルスが腸内に侵入すると、下痢症状などが出現し、腸内細菌のフローラのバランスが乱れる。

②感染性胃腸炎になると、腸管粘膜で炎症反応が起き、浮腫状になった腸管粘膜で未消化のタンパク質が増加する。

③モルヒネ様物質も、増加する可能性がある。

④呼吸器感染症では、肺炎予防に抗生剤や咳止めが処方されることがある。

⑤抗生剤により善玉菌が減少したり、咳止めで便秘症状になったりすると、子どもたちの精神的な状態へ影響する可能性がある。

●関連項目

7 腸管壁浸漏症候群と食物アレルギー …… 39

14 水銀と殺菌作用 …… 76

29 デトックス栄養療法と腸内細菌 …… 146

31 デトックス栄養療法と発語、口唇音、舌音、咽頭音

赤ちゃんが生まれて、数カ月してからする口唇行動について、第1章に記述しました。この口唇行動と同じころに、発語のきっかけとなる喃語《なんご》が出てきます。「パパ」、「ママ」と聞こえるような発語に、親たちはわが子の成長の喜びを感じます。こんな気持ちに水を差すわけではありませんが、この喃語のような発語のメカニズムについて、これまでの説明と関連させてみます。

口唇行動は、扁桃体の発達に関連していました。扁桃体は神経細胞が集合した組織ですが、その神経細胞の中に、何種類かの神経細胞のグループがあります。これらは扁桃体に限らず、脳組織の中の必要な場所に応じて、各種の神経細胞がネットワークを作りながら存在しています。

筋肉の運動や学力に関係するドーパミン神経、認知機能に関係するアセチルコリン神経、また、注意力に関係するノルアドレナリン神経、気持ちの安定に関係するセロトニン神経、これらが複雑にネットワークを形成し、成長に伴ってネットワークを充実させていきます。

発語に関して、この神経細胞の種類から検討してみましょう。

まず、ドーパミン神経の影響は、口唇音に現れます。具体的に口唇音とは、パ行のパ、ピ、

プ、ペ、ポ、マ行のマ、ミ、ム、メ、モの音に相当します。喃語として聞かれる「パパ」、「ママ」は、お父さんやお母さんを意味する「パパ」や「ママ」ではなく、ドーパミン神経の働きによる口唇音で、閉じた唇を開く時に発する「パ」行の音であったり、「マ」行の音であったりします。

赤ちゃんが口唇音の練習のような調子で音を出したら、偶然に「パパ」、「ママ」になって、その発音を聞いたお父さんやお母さんを喜ばせた、ということになります。何とも味気ない説明になりますが、発達の立場から見て、「パ」行や「マ」行の音が出てくるということは、ドーパミン神経が発達してきていると考えることができます。

次に、「タ」行のタ、チ、ツ、テ、ト、「ナ」行のナ、ニ、ヌ、ネ、ノ、「ラ」行のラ、リ、ル、レ、ロの発音は舌先を口腔の天井部分にくっつけてから離す時に発せられる音になります。特に、舌の動きに関係した神経ということで、これらはアセチルコリン神経というものが関係しています。

口唇音や舌音は赤ちゃんの視覚がしっかりしてきたら、お父さんやお母さんの唇、舌の動きをゆっくりと見せながら発音することで、まねをしやすい音になります。

一方、喉の奥で発声する咽頭音の場合は、外から咽頭部分をのぞき込むことができないため、発語には時間がかかります。

「ア」行のア、イ、ウ、エ、オ、「ハ」行のハ、ヒ、フ、ヘ、ホ、「ヤ」行のヤ、ユ、ヨな

発語　口唇音・舌音・咽喉頭音

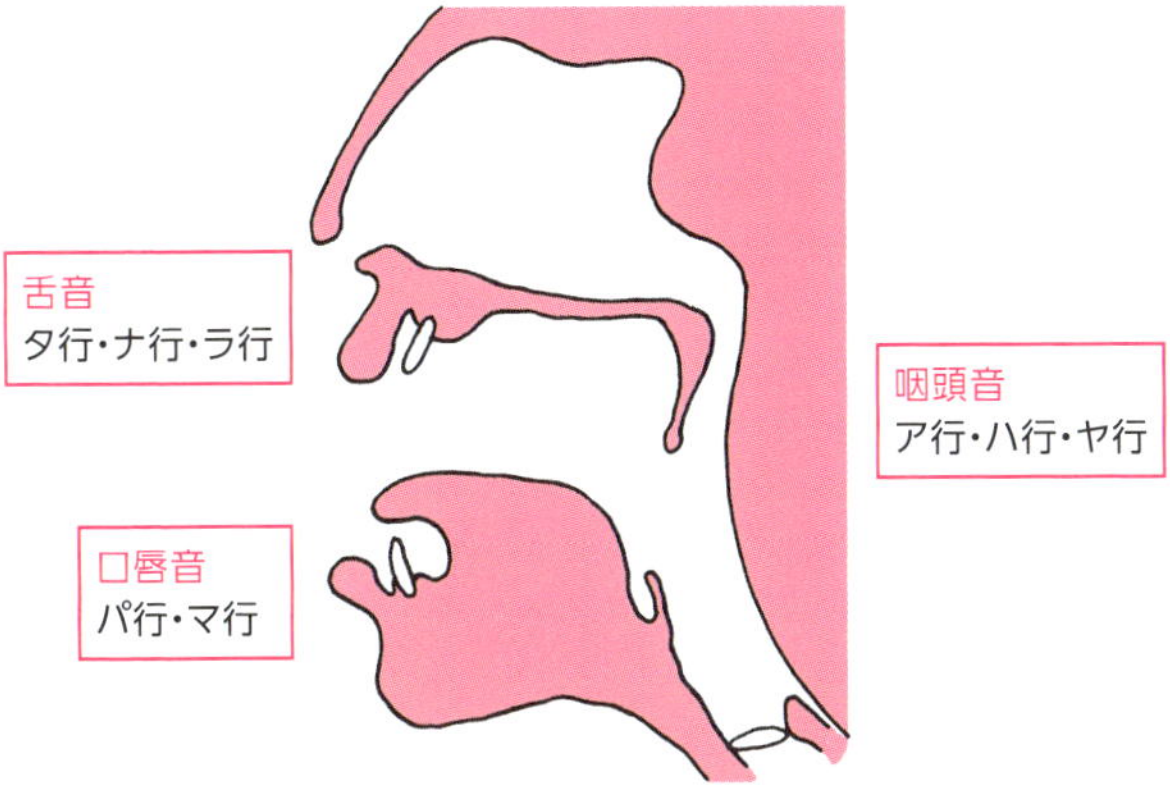

調音において口唇音、舌音、咽頭音などがあり、それぞれの発語に関して、脳神経の役割がある。大まかに、口唇音はドーパミン神経系、舌音はアセチルコリン神経系、咽頭音はノルアドレナリン神経系などが働いている。

ど、これら咽頭音に関係する神経は、ノルアドレナリン神経になります。

ノルアドレナリンは、ドーパミンから合成されますが、ＡＤＨＤの子どもたちの場合、ドーパミン神経の働きは高まっている一方で、ノルアドレナリン神経の働きが十分ではないことがありますので、この状態は、発語にも関係する可能性があります。

赤ちゃんが少しずつ、言葉を発することができるようになったころ、「バイバイ」と呼び掛け、「バ〜バ〜」と発音する場合は、まだ咽頭音の発音が十分ではないので、ノルアドレナリン神経の働きを高めてあげると良いでしょう。

ノルアドレナリンを増やすため、ドーパミンからノルアドレナリンを合成する酵素は、ビタミンＣを補助因子にしますから、ビタミンＣ補給をしっかりと行うようにしましょう。

●ポイント

①喃語の「パパ」「ママ」は口唇を使用した発語だが、偶然の発音で出たものである。
②「パパ」「ママ」の口唇音は、ドーパミン神経に関連している。
③口唇に関係する運動は、扁桃体にも関係している。
④扁桃体には、中脳からドーパミン神経が延びている。
⑤ドーパミン神経による口唇音、ノルアドレナリン神経による咽頭音、アセチルコリン神経による舌音などの発音を組み合わせながら、発語につながっていく。

●関連項目

32 デトックス栄養療法と絵カード

言葉の習得方法の一つとして、絵カードの利用があります。表にイラストを表し、その裏に文字を書きます。まず、表のイラストを見せて、その後にカードをひっくり返し、裏の文字を見せながら、文字を読み上げます。最初はゆっくりとカードを読みながら進め、次第にスピードを上げイラストを見せ、素早く裏返して文字を見せることを続けていきます。

イラストを視覚的に認識し、それに対する言葉を文字として視覚認識させ、その後に言語による聴覚認識へと続けます。この動作により視覚と聴覚の両方を使い、言葉の理解を深めていきます。回数を重ね、短期の記憶から、長期の記憶へと深めていくことが次の目的になります。視覚神経、聴覚神経、さらには記憶に関係する神経系を総動員して、言葉の理解と言葉の記憶を訓練していきます。この間、神経細胞は非常に速い反応を示しています。

イラストの色を認識し、形を形成させる網膜細胞への情報は、視覚細胞の一つから次の神経細胞へと伝える作業を開始し、連鎖的にこの情報伝達反応が続きます。細胞の内外では、カルシウムが出入りをしたり、細胞内ではリン酸が移動したり、複数の反応がほぼ瞬間的に行われていいます。これは健康的な神経細胞でも、かなりのエネルギーを必要とする作業です。

水銀や鉛が細胞内に入り込んで、スムーズな反応を邪魔するような状況になっていると、外からの情報を必死に処理しようとする神経細胞には、負担になる可能性があります。鉛やカドミウムは、カルシウムやマグネシウムもどきの働きを細胞内で行います。神経細胞において、鉛やカドミウムはリン酸などの酸素部分に一旦、結合すると離れにくくなり、反応速度が低下してしまいます。この速度低下は、視覚や聴覚での情報の処理速度の低下につながります。ですから、最初はカルシウムもどきの働きをする鉛の影響で、学習がスムーズにいくように見えていたものが、途中から学力の伸びが思ったようにいかないという壁にぶつかります。一生懸命絵カードを理解しようと努力しても、思ったように効果が表れなくなってしまうのです。子どもたちは、そのストレスをうまく言葉にできません。また、子どもたちの大変さを理解できないお母さんたちは、うまく結果が出ないことに焦りを感じ、そのうちに子どもたちはパニック状態になってしまうこともあります。このような状況になった場合は、視覚神経や聴覚神経の働きにブレーキをかける、有害重金属が細胞内に存在している可能性があるということです。もちろん個人差によりますが、水銀や鉛の有害重金属による慢性的な蓄積が、たとえ微量でも視覚や聴覚に影響を及ぼすことがあります。

毛髪ミネラル検査で水銀や鉛の確認を早急に行い、聴覚や視覚に何らかの課題があると思われる場合は、水銀や鉛の値が低くても、まずサプリメントでデトックスを開始することから始めます。引き算をしながら並行して足し算を行い、視覚、聴覚の働きを整えたそのうえで、絵カードの利用を行うようにしましょう。

コミュニケーションを補助する絵カード

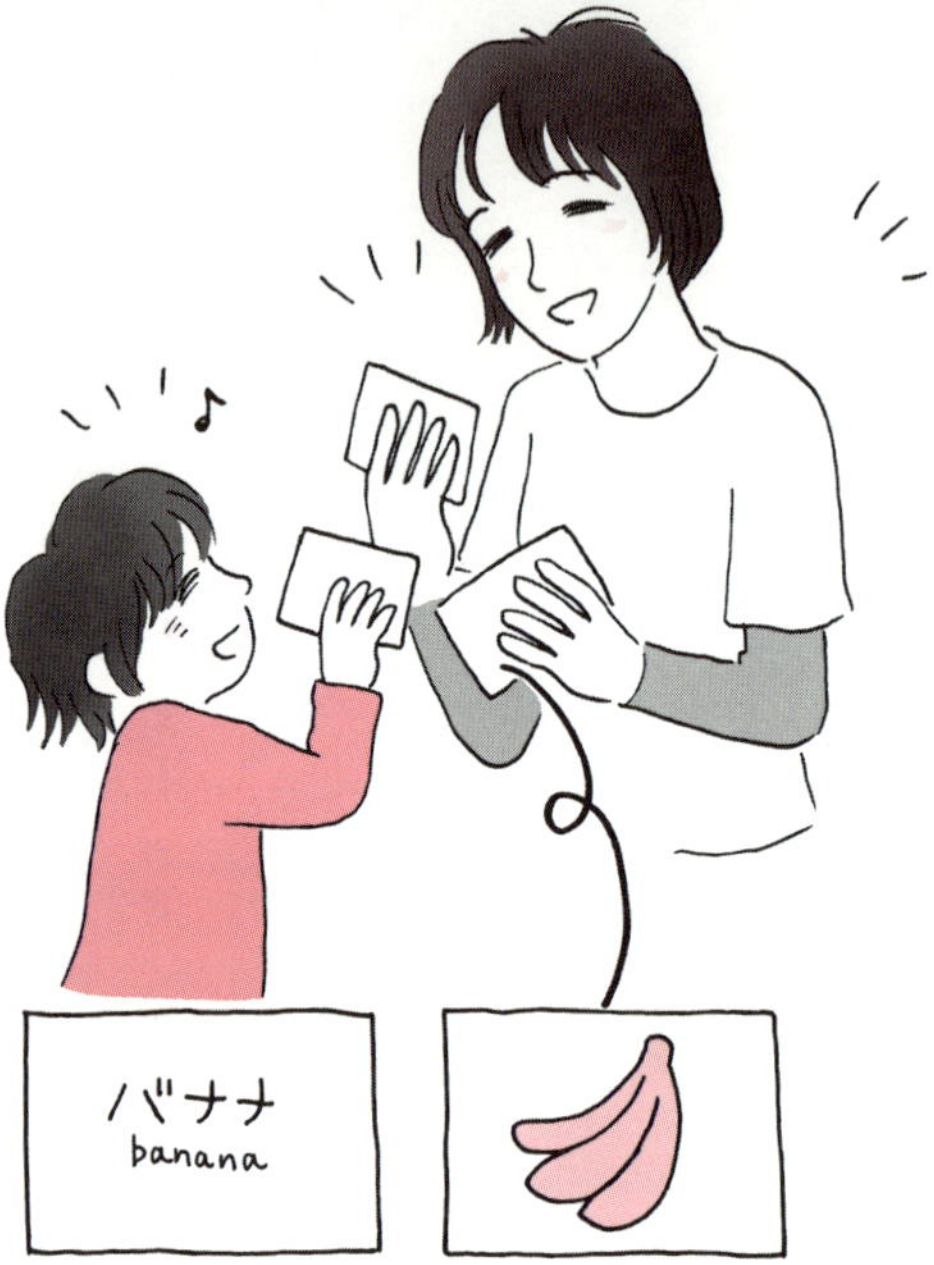

絵カードが適切に使用されることによって、発達障害児は保育者の指示を理解できるようになったり、先の見通しを持って、安心して行動できるようになる。

●ポイント

①支援が必要な子どもたちの中に、網膜の錐体細胞の働きが十分でない場合がある。
②色の識別をする錐体細胞の一部の機能が低下していると、平仮名の点やハネを認識できないので、書字の間違いが起きやすくなる。
③錐体細胞の機能低下がある状態で、絵カードの利用を繰り返すと、錐体細胞のダメージにつながる恐れがある。
④絵カードの練習に際しては、確実なデトックスを前提に行うことが必須である。
⑤足し算の栄養としては、野菜、果物のβカロテンを補給する。

●関連項目

16　カルシウム、鉛と神経細胞……85
24　身体に優しい引き算、デトックス……122
26　足し算のビタミン……131

33　デトックス栄養療法とこだわり、成長

扁桃体は子どもたちの成長過程において、喜怒哀楽の感情表現に関係しています。自分にとって危険なものをまだ認識できない赤ちゃんは、何でも口に持っていこうとします。これも扁桃体が関係する口唇行動といわれますが、少し時間が経つと怖いものに対して不安感を抱き、泣いて表現をすることを覚えます。しかし、扁桃体が順調に成長しないと、恐怖心が十分に備わらず、危ないことを平気でしたり、ケガをしてもあまり痛がらなかったりします。自分自身で痛みを感じない場合、ほかの子どもたちの痛みも感じ取ることができずに、相手にケガをさせてしまうこともあります。

またそれとは逆に、不安感が強く出る場合もあります。子どもたちは不安を感じても、その感情をうまく表現することができず、それがこだわりや執着という行動に変化して現れることがあります。例えば、同じ服を着ないと落ち着かない、同じ道を通らないと気が済まない、予定通りのスケジュールでないとパニックになるなどです。

このような子どもたちに、扁桃体などの神経細胞に影響する有害重金属の負担を軽減し、並行してセロトニンを増やすビタミンB_6の服用を行うと、少しずつこだわりが減ってきます。それでもまだこだわり、明らかな不安感や苛立ちが強い子どもの場合は、セロトニンの原料

子どもたちの脳の発達に伴うこだわり

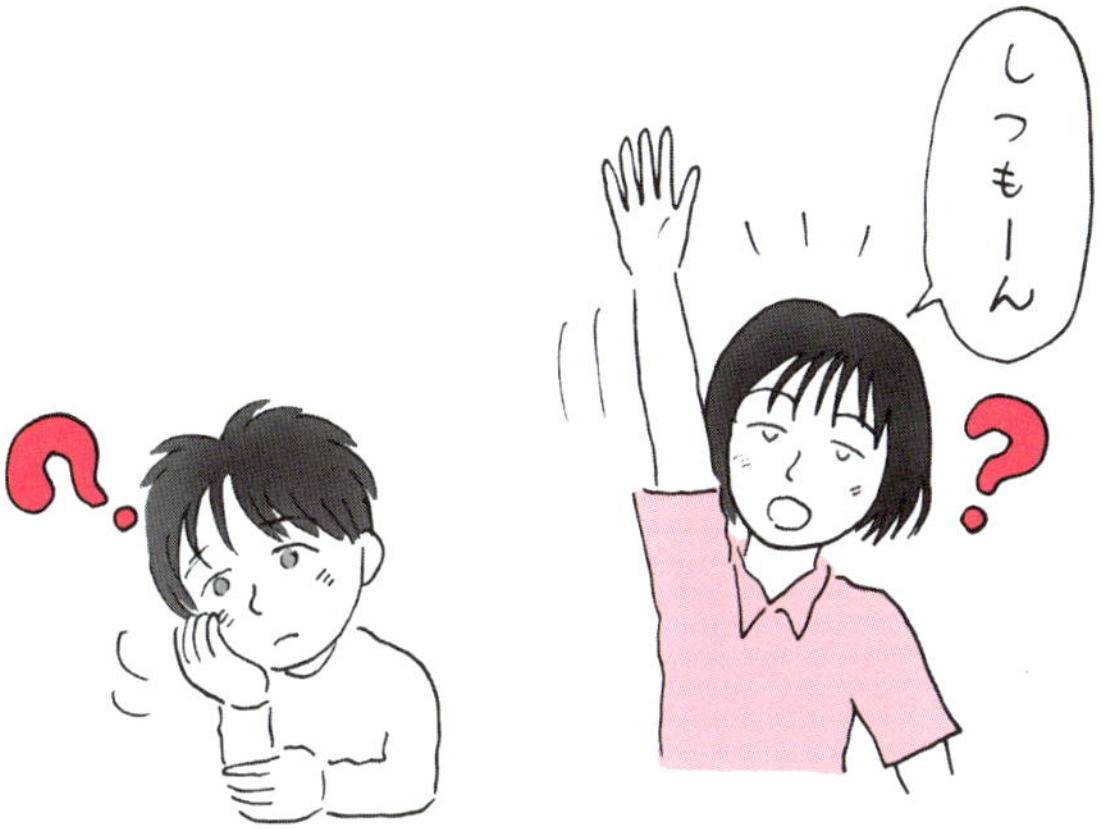

子どもたちの脳神経が発達してくると、それに伴い知識欲も高まり、色々なことに対して興味を持つようになり、質問が多くなってくる。自分が思うような答え得られない時は、何度でも同じ質問をすることがある。

となる5－HTPのサプリメントを補助することもあります。ただし、このようなサポートを受ける場合は、必ず医療経験者のアドバイスのもとに行うことが大切です。

また、「7 腸管壁浸漏症候群と食物アレルギー」の項でも説明しましたが、水銀による腸内細菌のアンバランスから腸管粘膜での炎症反応が起きると、その関連で脳内の炎症反応も起きてセロトニンが減少し、こだわりにつながることもありますので注意が必要です。

子どもたちにデトックス栄養療法を行いしばらくすると、脳神経の発達により扁桃体の働きが変化してきます。感情表現が豊かになり、笑ったり、喜んだり、悲しんだりすることも増えてきます。

しかし、これらの変化がそれまでの症状の持続にすぎないと勘違いされるお母さんたちは、症状が以前より悪くなったと感じ、相談に来られることがあります。毎日見ている家族にしてみれば、その変化を改善と受け取ることができないのは当然かと思います。

一般的に子どもたちが成長して、自我の芽生えで自己主張が強くなると口答えをしたり、反抗したり、質問を繰り返したりなどの行動が出てくるのは自然でしょう。デトックス栄養療法でそこまで変化すると思っていないので、子どもに対してネガティブな評価になりがちですが、成長に伴う行動であることを理解するために、日々子どもの様子を記録し、振り返ってみることも大切なのではないでしょうか。

●ポイント

①扁桃体の未成長により恐怖心の欠落、不安感の増幅などがある。
②脳神経の発達に伴い、知識欲が高まると質問が増える。
③自分の希望通りの答えが返ってくるまで、質問を繰り返すことがある。
④こだわりと感じられるような反応では、セロトニン不足が隠れていることがある。
⑤セロトニンを増やすビタミンB_6を夕食後に服用したり、５－ＨＴＰを利用する。

●関連項目

7　腸管壁浸漏症候群と食物アレルギー……39
12　気分変動とセロトニン……62
26　足し算のビタミン……131

34　デトックス栄養療法と療育

発達途中で言葉の問題や行動面での課題を持つ自閉症や、ＡＤＨＤの子どもたちのサポートを始めた２００４年ごろ、日本国内の医療現場では、発達障害の原因は不明で治療方法はないというのが通説でした。

１歳過ぎに発語の遅れで小児科を受診した子どもは、「発語の時期には個人差があるからもう少し様子を見ましょう」と言われました。そして、１年後に再度受診をした時に、「自閉症ですね」と診断され、「治療はありませんから、今後はリハビリ（療育）をしてください」と言われ、ショックを受けたとあるお母さんが私に話してくれました。

この10年以上、数百名の子どもたちのサポートを行う過程で、療育の重要さを十分に認識しました。しかし、療育と並行して、デトックス栄養療法を行うことがさらに重要であることも実感しました。

脳神経細胞が活動して、子どもたちの記憶力や学力が伸びる時に、細胞内でカルシウムをメッセンジャーとする情報の伝達が行われています。その場に鉛が存在すると、最初は能力を高めるようなカルシウムもどきの働きをします。しかし、鉛はカルシウムより細胞内での結合が強いため柔軟な動きができず、細胞は疲労し、最後は活動を停止（細胞死）させてし

専門的な支援プログラムにのっとった療育

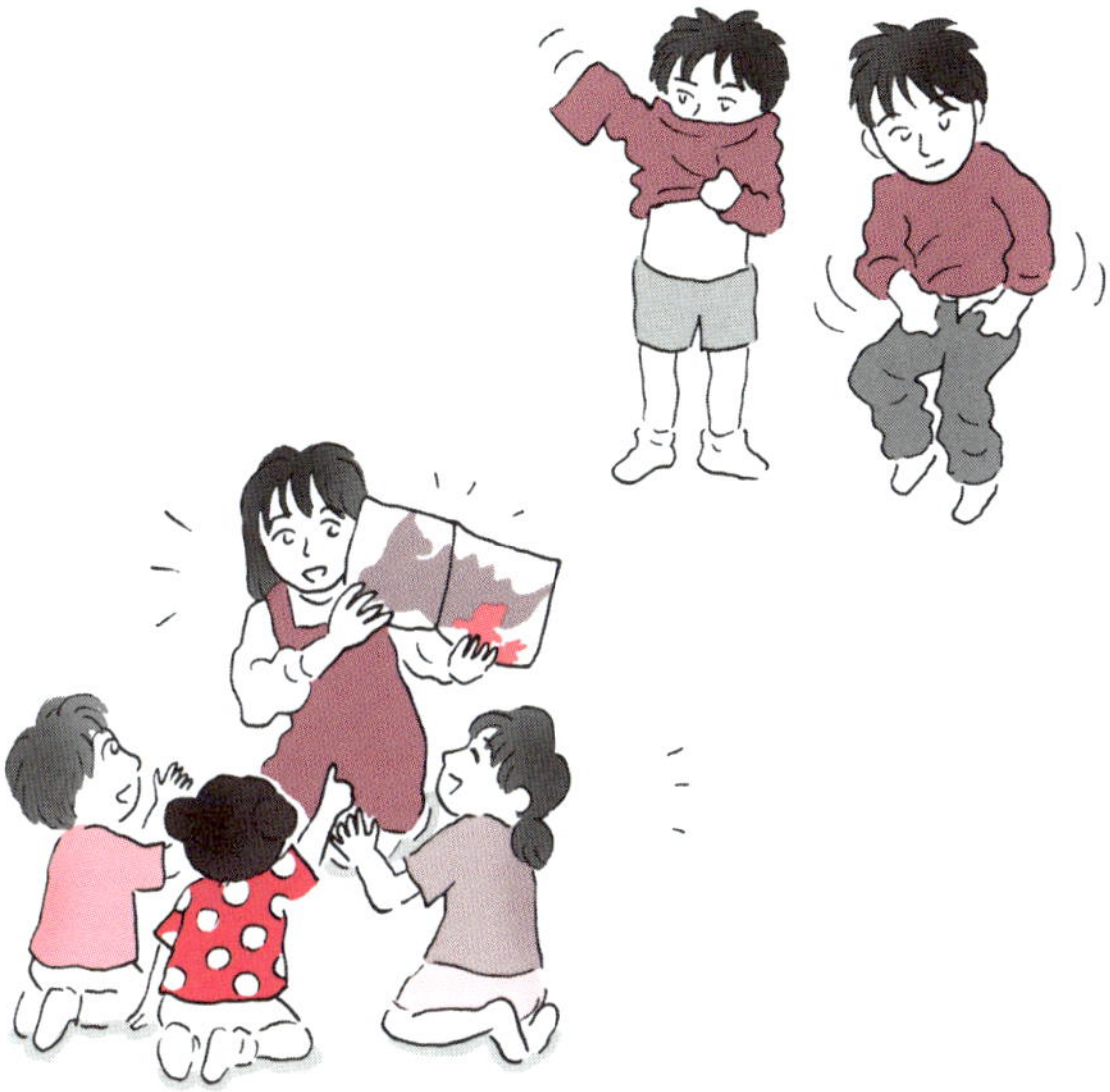

療育とは子どもたちが社会的に自立することができ、生活しやすくなるよう専門的な教育支援プログラムにのっとって、外部からサポートすることである。
目的や分野についてはさまざまな種類があり、例えば、服をひとりで着たり、脱いだりできるようになることを目標にした指導もその一つである。

まいます。鉛が細胞内に存在したままで、療育や教育だけを頑張って行っていくと、最初は効果が出ていても、次第にその伸びが鈍ってくる可能性があるのです。

また、栄養療法を取り入れている家族が来院したことがあります。ビタミンやミネラルを1年ほど摂取させていて、最初は効果があるように見えたが、その後の伸びが少ないとの相談でした。デトックスのことを質問すると、デトックスはすぐにしなくても良いと言われたとのこと。

これまで説明したように、栄養療法という足し算は、デトックスという引き算と並行して行わなければ効果がありません。それどころか、腸管粘膜に鉛が存在したままで鉄剤を加えると、腸管粘膜細胞での鉄の輸送が邪魔されます。粘膜の細胞内に蓄積した鉄は活性酸素を発生しやすくなり、粘膜細胞へダメージを与え、腸管壁浸漏症候群になってしまいます。そこに、水銀の影響で消化酵素DPP－4の働きが低下すると、乳製品や小麦からモルヒネ様物質ができ、ハイテンションになる子どもが出てくるのです。

原因が分からないからといって、中途半端な取り組みを行っていると、逆に問題を大きくしてしまうことがあります。栄養が十分に足りていない時の栄養療法は、足し算だけで良いですが、有害物質が体内に微量、慢性蓄積をしている状況では、必ずデトックスという引き算をしなければいけません。

第2次世界大戦が終わってしばらくした1950年代では、まだ、子どもたちの栄養状態が悪く、とにかく足し算の栄養補給が重要でした。しかし、高度成長の負の遺産である公害問題が表面化し、自然環境が汚染された１９６０年代以降は、子どもたちも、成人も、デトックスをしなければ有害物質は蓄積し続けます。

個人差である遺伝子多型《たけい》という遺伝要因に、環境汚染に関係する環境要因が絡み、子どもたちの発達に影響を与えています。このように多因子の原因が絡んでいる状況だから、積極的な治療をしないというのは非常に残念です。医療者の立場では、安全性を考えながら、少しでも改善の糸口が見つかる方法に取り組むことが第一だと私は考えます。

●ポイント

①日本国内での発達支援は、療育が中心となっている。
②療育は重要であるが、並行してデトックス栄養療法を行うとより効果が上がる。
③感情を豊かにする扁桃体のサポートや、学習に関係する海馬の刺激も、デトックス栄養療法と並行すると効果が高まる。
④デトックス栄養療法を行って脳疲労を改善しながら、療育を行うことが重要である。
⑤デトックス栄養療法を併用すると、治療効果が頭打ち状態になることを防げる。

●関連項目

7 腸管壁浸漏症候群と食物アレルギー……39
16 カルシウム、鉛と神経細胞……85
17 鉛と鉄の関係……90
24 身体に優しい引き算、デトックス……122

35 デトックス栄養療法と認知機能

赤ちゃんは出生後、数カ月ごろから笑ったり、泣いたりを自然に行います。これは、脳の奥の扁桃体の働きに関連しています。心地良いことも、気分が悪いことも扁桃体で感じ、海馬を通じて記憶していきます。まだ自分で動き回れない赤ちゃんが、自己防衛のために働く部分が扁桃体であり、海馬です。おもちゃを持って遊んでいる赤ちゃんは、実際は外界とのコミュニケーションの準備をしているのです。視覚や聴覚の発達が十分でない段階で、口唇の周囲の情報を扁桃体などへ送って外界の様子を確認しています。心地良いものは安全で、気分が悪くなるものは危険という判断をし、笑ったり、泣いたりして、お母さんへ言葉ではない情報発信を行っています。

この段階で、扁桃体の働きが非常に重要であることが分かります。

極端な泣き方を繰り返す場合、扁桃体にとって非常に不快な状態にあることを伝えたいのか、扁桃体が必要以上の感じ方をして、落ち着かないことを伝えたいのか察知する必要があります。赤ちゃんは笑うこと、泣くことを通じて成長していきますが、その際に水銀や鉛が扁桃体へ悪影響を及ぼしていると、健康的な成長にブレーキがかかります。クリューバーやビュシーの猿の研究から、蛇を怖がっていた猿が扁桃体を壊されると蛇を怖がらなくなって、蛇を捕まえて口元に持っていくという動作は、扁桃体の働きをよく表しています。捕まえて口元に持っていくことができる蛇が、もし毒蛇だったら、猿は蛇毒で一命を落とすかもしれません。

子どもたちが必要以上に怖がるのはよくありませんが、怖さを忘れてしまうような扁桃体の働きだと、高いところから平気で飛び降りてみたり、車の多い道路を平気で走り回ったりするなど、致命的な大事故につながる危険性があります。水銀や鉛を含む有害物質によって、扁桃体の働きが変化する環境になっていることは、自分自身の安全の問題だけではありません。自分に降りかかる危険を察知できない状態は、他人を配慮することも足りなくなってしまうかもしれません。

痛みを感じることができないと、相手に暴力をふるって、傷つけることに抵抗を感じなくなります。やはり、適度に恐怖心を感じたり、痛みを感じたり、一方で周囲の人々に共感し喜んだり、悲しんだりする心を持つことは重要です。そのためには、有害物質への暴露から扁桃体を守ることです。

扁桃体、海馬は赤ちゃんの段階から働いて、子どもたちの発達の基本になっています。子どもたちが言葉を獲得して、周囲とコミュニケーションができるようになると、扁桃体、海馬の働きをコントロールする前頭葉（特に前頭前野）の働きが高まります。前頭前野は、オーケストラの指揮者のような働きをします。オーケストラのメンバーの一つが、扁桃体や

高度な機能を持つ前頭前野

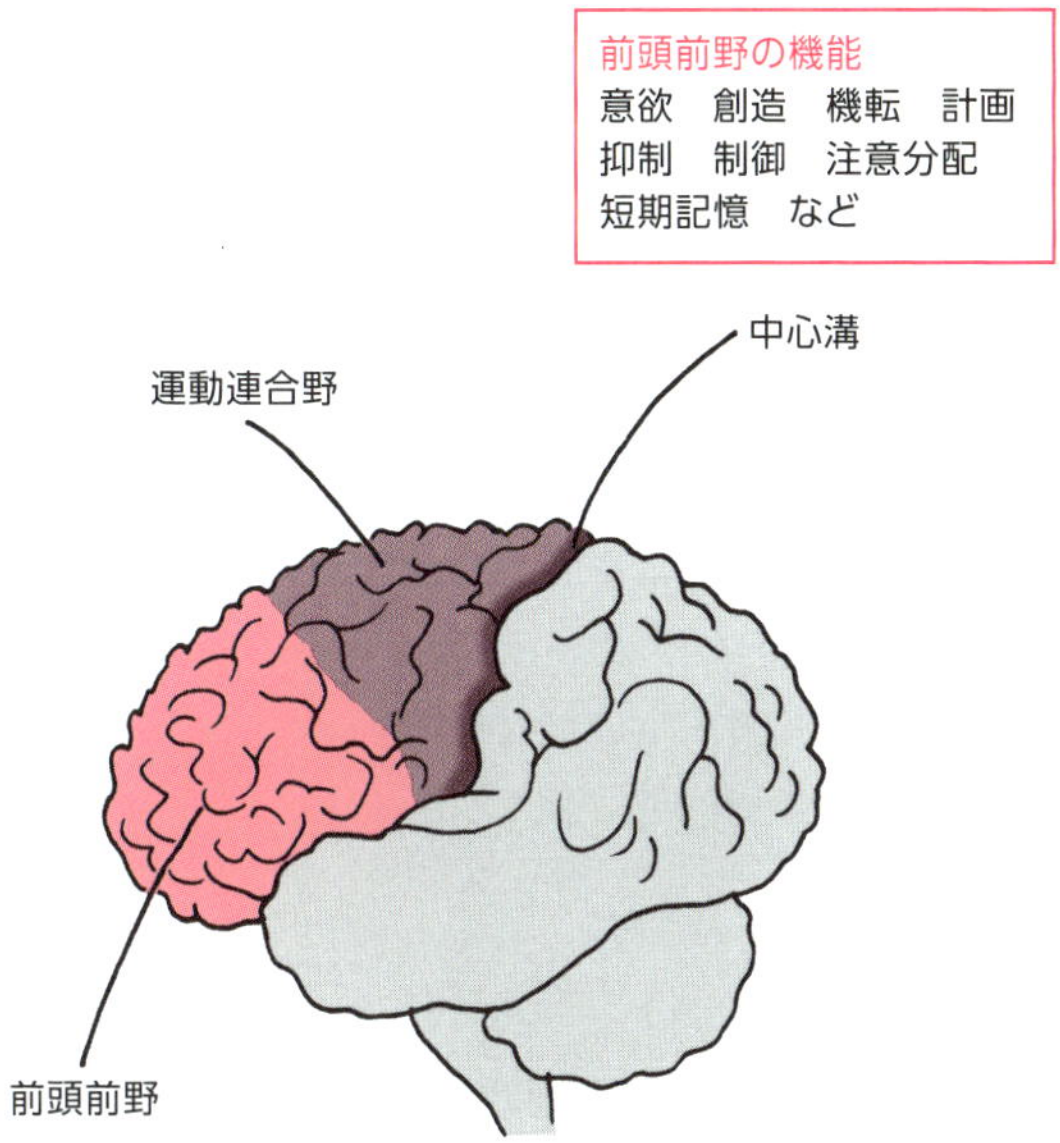

周囲とのコミュニケーションを図ったり、空気を読む力を持つなど、前頭前野は人間が社会生活を営む上での、必要不可欠な能力を司る。

海馬であるなら、そのメンバーを調整するのが指揮者です。メンバーのそれぞれはしっかりとした技術を持っていても、全体の調和が取れないと、オーケストラとして良い演奏にはなりません。脳神経が発達していく時、扁桃体や海馬など異なる働きをする神経系のまとめ役として前頭前野は働きます。

前頭前野は高度な判断や総合的な指示を行うため、生まれながらの働きに対してしつけや教育というトレーニングを受けながら成長していきます。前頭前野にも有害物質が影響しますから、積極的な発達をし始める時期にも、デトックス栄養療法は重要となります。前頭前野が成長を遂げる過程で、扁桃体や海馬はさらに発達して感性が高まっていきますので、脳の高度な働きのために、引き算と足し算の栄養を続けるようにしましょう。

●ポイント

①乳幼児の発達において、扁桃体、海馬は重要な役割を果たす。

②環境の変化に対し、感情の表現（喜怒哀楽）に扁桃体の神経が働く。

③扁桃体で関知した情報を、海馬に記憶させる。

④扁桃体、海馬は水銀や鉛の影響を受けやすい。

⑤扁桃体、海馬の反応を前頭前野は調整するが、水銀、鉛が存在すると、調整がうまくいかないことがあるので、デトックスが必要である。

●関連項目

3　扁桃体と感情コントロール……22
16　カルシウム、鉛と神経細胞……85
19　有害物質と発達障害……100
24　身体に優しい引き算、デトックス……122

36 デトックス栄養療法と食事

子どもたちの脳の発達に影響する環境因子、具体的には水銀、鉛などの有害重金属や、PCB、ダイオキシンなどの有害化学物質は、意外に身近な生活場面から子どもたちの体内へ侵入しています。

水銀、PCB、ダイオキシンは工場からの廃液の中に混入していたものが海に放出され、拡散して世界中の海水の中に存在しています。これらは世界中の海に拡散して希釈されているため、海水中の濃度は問題にならない数値です。しかし、海水中のプランクトンから小魚、大型魚へと捕食されて生物濃縮が行われるとある程度までの濃度になってしまいます。ただ、この濃度自体もすぐに健康被害をもたらすものではありませんが、毎日の食生活の中で利用する食材中に微量存在して、定期的に摂食することにより慢性的な蓄積が起きると、子どもたちの血液から脳内へ侵入してきます。

普通、血液と脳神経の間には、血液脳関門というバリアーがあり、血液中の有害物質をできる限り脳内へ侵入させないようにしています。しかし、子どもたちの血液脳関門は未熟で、有害物質をブロックできるまで成長していません。お酒が子どもたちには毒になる理由は、このバリアー機能が未熟で、お酒の毒性が脳へ影響するためです。

また、水銀を輸送するタンパク質は、本来は栄養素であるタンパク質中のアミノ酸、メチオニンを運ぶ役割のものを利用しています。水銀はアミノ酸のメチオニンになりすまして（メチル水銀とシステインが結合したメチオニン類似物）、平然と細胞膜の輸送通路を通過して、腸管粘膜、血液脳関門を通過してしまいます。魚に含まれる脂質であるＤＨＡが脳の発達に有用であるとしても、同時に含まれる水銀やＰＣＢは、脳へダメージを与えてしまいます。

また、鉛管を通過してくる水道水も、これに似ています。浄水場では、ペットボトルにして販売できるまでの水を作っていますが、家庭の蛇口に届くまでに古い鉛管を通過して、水道水中に鉛が微量混入してしまうのです。

本来、食事を通じての五大栄養素をもとに、子どもたちの脳を始めとする身体の細胞が成長していきます。しかし、この数十年の経過の中で、食材中に有害な物質が微量混入し、種々の食品添加物も存在しています。

また、有害物質が影響し味覚の偏りが出て、特定の物しか食べない子どもたちも存在します。２歳くらいからマグロの味を覚えてしまい、マグロへの偏食がある子どもたちもいます。水銀や鉛のために、亜鉛が身体の外へ追い出されている子どももいます。この場合、亜鉛不足で味覚変化が起き、さらには神経細胞のシナプスの成長にも亜鉛不足が関係しています。我々大人は子どもたちの成長に必要な食事の見直しをきちんと行い、脳神経を健全に育てて

成長に必要な五大栄養素

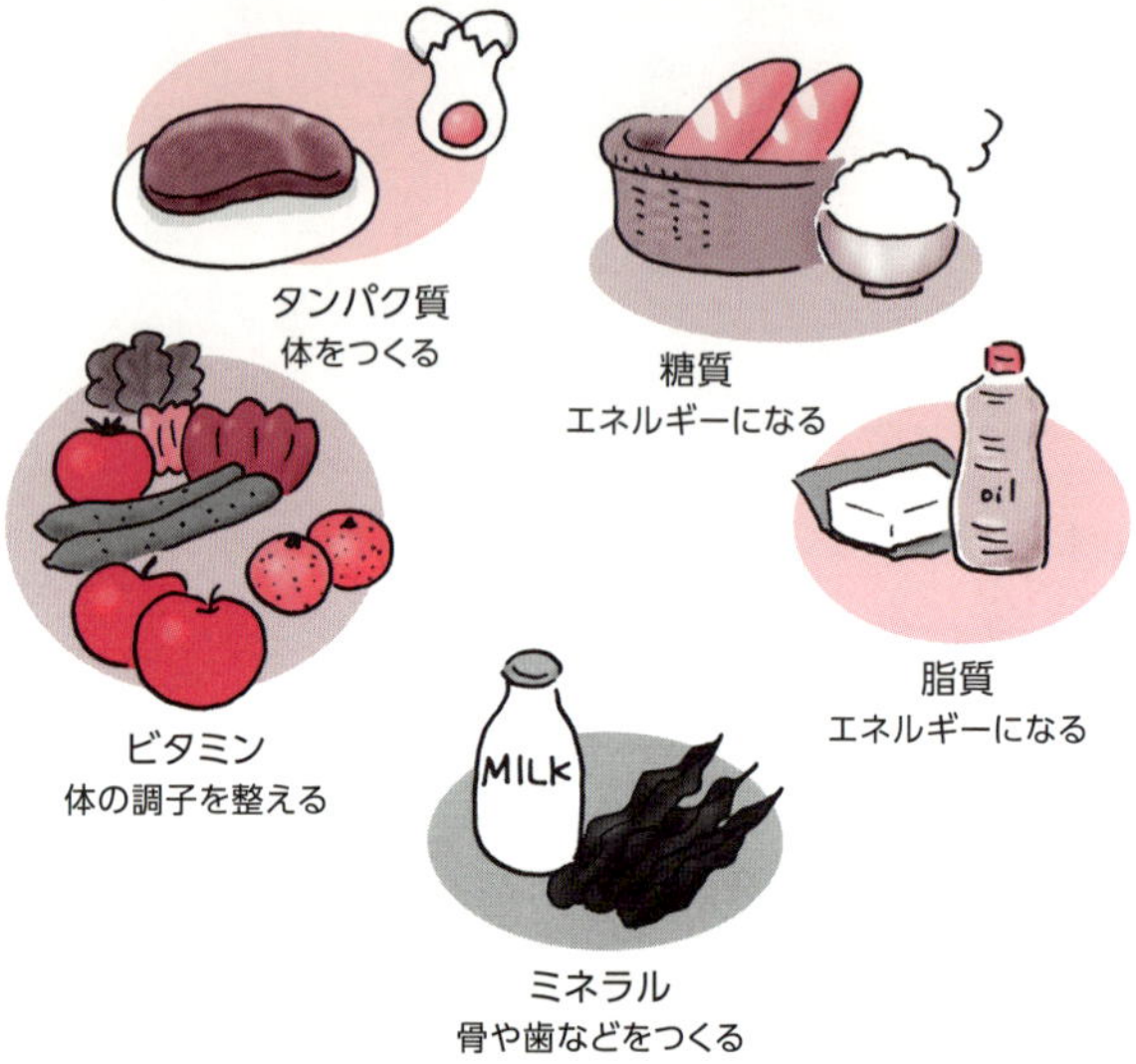

タンパク質
体をつくる
糖質
エネルギーになる
脂質
エネルギーになる
ビタミン
体の調子を整える
ミネラル
骨や歯などをつくる
MILK
oil

子どもの成長には、栄養バランスの良い食事が大切である。

いかなければなりません。

以前、食育という取り組みが、学校教育などの中で注目されました。食事の作法から始まり、食事の内容まで広範囲に及ぶものでしたが、残念ながら、食材中の環境汚染物質の問題については取り上げられませんでした。存在する有害物質は微量であるため問題はないとのことですが、たとえ微量であっても、長期にわたっての摂食がある場合は、慢性的な蓄積を考えなければいけません。

さらには、有害物質による影響の受け方に、遺伝子多型《たけい》をもとにした個人差があることも見落とされています。

このような点を加味して、今一度、食育を見直してみてはいかがでしょうか。

●ポイント

①乳幼児の成長に必要な栄養素は、日常の食事から摂取する。

②高度成長時代の環境汚染などにより、食材中に有害物質が微量混入している。

③大型魚を中心に、魚類にはメチル水銀が濃縮されている。

④家庭に引き込まれている古い水道管に鉛管が使用されているため、水道水中に鉛が微量混入している場合がある。

⑤魚類の摂取を制限し、水道水を浄水することで水銀、鉛の体内への侵入を防げる。

●関連項目

24　身体に優しい引き算、デトックス ------------------ 122

37　発達支援とシナプス、年齢

神経細胞では情報のやり取りの速度が速く、さらには神経細胞によっては興奮性の細胞や、抑制性の細胞など働きに違いがあるので、働き方とその構造にも特徴があります。

神経細胞の中で、タンパク質の設計図である遺伝子が存在する核は、細胞体という部分にあります。この細胞体は、タンパク質などを作る工場の役目をしています。

例えば、神経伝達物質であるドーパミンに関係する神経細胞では、ドーパミンを作る酵素タンパク質を合成し、ドーパミンを作る準備をします。細胞体付近で作られたドーパミンは、細胞体から長く伸びた軸索の中を袋状の小胞に入れて運ばれ、軸索の端の神経末端まで運ばれます。

軸索を線路にたとえ、ドーパミンを含む小胞を線路上のトロッコと仮定します。神経末端まで線路で運ばれて来たドーパミンを乗せたトロッコは、神経末端の先にあるシナプスという運河のようなところにドーパミンを放出します。運河に放出されたドーパミンは、対岸のドーパミンの受け皿の受容体（レセプター）にまで流れつき、ドーパミンの情報を対岸の神経細胞に伝えます。この神経細胞の部分を樹状突起と呼びます。樹状突起で得た情報は、細胞体の中を伝わって、核にまで達して、核内の遺伝子へ働きかけます。このような神経細胞のバトンリレーを繰り返しながら、情報は伝わっていくのです。

赤ちゃんの段階で神経細胞の細胞体と軸索は、ある程度出来上がっており、成長に伴って変化するのは、樹状突起とシナプスの形成です。

環境汚染物質によって成長期にある神経細胞の樹状突起がダメージを受けると、隣同士の情報交換が行えなくなり、脳神経は十分な活動ができなくなります。水銀や鉛は、神経細胞に対しさまざまなストレスをかけ、その働きを邪魔します。本来は元気良く伸びて、広がろうとする樹状突起は環境中の有害物質の影響で機能を停止した場合、その原因となる有害物質を除去すれば、樹状突起は健康的な状態になって、隣の神経間でシナプスを作っていくのです。特に水銀や鉛といった有害重金属をデトックスし、必要な栄養素であるビタミン、ミネラル、脂質などをきちんと補給することで、軸索末端と樹状突起は健康的な状態になり、シナプスにおける情報交換がスムーズに行えるようになります。それまで、存在していた水銀や鉛とαリポ酸が結合すると、水銀や鉛は神経細胞のタンパク質やリン酸と結合することがなくなり、新しく作られる樹状突起とシナプスは健康的な状態になるのです。

ただし、軸索の末端と樹状突起の間でシナプスが作られても、外部からの刺激がないとシナプスの働きは高まりません。この刺激は療育であったり、家庭でのしつけであったり、さらには運動であったりします。健康的なシナプス形成ができれば、外部からの刺激で神経細胞がダメージを受けて、細胞死を起こすことはありません。

●ポイント

①神経細胞は細胞体、軸索、シナプスという基本構造から成り立ち、複数の神経細胞がシナプスを介してつながる。
②乳幼児の発達において、3歳までに60～70％の脳組織を作り、6歳までに脳組織の80％以上が形成される。
③発達支援では、早期発見、早期治療という考え方が重要で、神経の成長を考えると、初期治療として3年間継続することが重要である。
④デトックス栄養療法を行うことで、シナプスは時間とともに成長し、神経間で情報のやり取りを行うようになる。
⑤健全なシナプスの働きのためには、年齢を重ねても神経細胞へデトックス栄養療法を行うことが重要である。

●関連項目

9　多動、攻撃性とドーパミン……49
10　常同運動とドーパミン……53
24　身体に優しい引き算、デトックス……122
34　デトックス栄養療法と療育……166

38　発達支援と薬剤

これまで説明をしてきたデトックス栄養療法では、基本的に薬剤の利用は考慮せず、私自身で症状の発症メカニズムから遺伝要因と環境要因を考え、子どもたちの発達サポートを行ってきました。ただ、年齢が進み、自我の芽生えから自己主張がはっきりしてきたり、感情のコントロールがうまくできなかったりして攻撃的になる場合には、やむを得ず薬剤を利用することもあります。

薬材にはいくつかのタイプがありますので、薬剤使用上の注意点について説明していきましょう。

よく話題に上り名前が知られている薬剤として、リタリンやコンサータがあります。『今日の治療薬』という薬剤解説の本ではリタリン、コンサータの働きとして、「ドーパミン、ノルアドレナリンの再取り込み阻害のため、中枢興奮作用が強い、強力な覚醒作用、依存性がきわめて高い」と記されています。そして、適応疾患は、「ナルコレプシー（過眠症）、注意欠陥多動性障害（ＡＤＨＤ）」となっています。

自閉症の子どもたちの脳内の研究で、髄液中にドーパミンが増加していたと報告されているものがありました。一方で、ドーパミンの機能の低下があるという報告もあり、これは矛盾した報告のように見え、その説明について結論は出ていないようです。ドーパミンを増加させる覚醒剤的な治療薬としてリタリン、コンサータの投与が行われています。この状況から判断すると、脳内の場所によってドーパミンが過剰になっているところと、ドーパミンが不足しているところがあるのではないかと考えられます。これまで、筆者自身はリタリンなどを処方したことはありませんが、ほかの医療機関で処方した症例について検討してみると、必ずしも良い結果が出ているようには見えません。

また、類似の薬剤でエビリファイというものがあります。この働きについては、「ドーパミン受容体の部分アゴニスト（受容体作動薬）」という説明があります。これは、ドーパミンの受け皿である、受容体を刺激する薬剤という意味です。このエビリファイを使用している患者さんを診察していると、活動性が高まり、ブレーキが効かない人がいる一方で、逆にうまく効果が出ている人もいます。効果には個人差があり、どこかの遺伝子の多型《たけい》によってその違いが出るのではないかと考えられますが、ただ、その見極めは難しそうです。

ドーパミンへの作用ではなく、ノルアドレナリンの再取り込み阻害薬（ストラテラ）では、「ドーパミン系に働かず、ノルアドレナリン系に作用、効果はやや弱いが、依存性が少ない」と説明されています。適応症は、「注意欠陥多動性障害（ＡＤＨＤ）」となっています。この薬剤利用による問題は前出の３剤ほどにはないようです。

一方、抑制性の神経伝達物質であるＧＡＢＡの、神経細胞へ影響するテグレトールは鎮静効果があり、よく利用されている薬剤です。ほかに類似の薬剤としては、デパケンやリボトリールがあります。これらも、長年利用されているということでは安心できる薬剤ですが、GABA神経とドーパミン神経の関係を、よく理解しておく必要があります。

GABA神経はドーパミン神経を抑制する役割ですが、GABA神経に働きかけるものに、モルヒネ様物質があります。前述した牛乳のカゼインや、小麦のグルテンが変化してできる場合もあります。

このモルヒネ様物質は、GABA神経を抑制する働きがあるので、モルヒネ様物質があると、ドーパミン神経に対し、抑制の抑制（脱抑制）をかけて、ドーパミンの働きが高まることがあるので注意が必要です。

●ポイント

①発達障害治療のために種々の薬剤が開発されているが、根本的な原因を解決するためでなく、症状を軽減する応急処置が目的のものである。
②多動や常同運動に関係するドーパミン神経は、脳内の場所によってドーパミンの増減が異なっている。
③ドーパミン神経に作用する薬剤では、適正なドーパミン調整を行う必要がある。
④薬剤の中長期の使用については、学力への影響を考慮する必要がある。
⑤薬剤を一時的に使用する場合、並行してデトックスを行うことが重要である。

●関連項目

8　牛乳、小麦とモルヒネ様物質……44
9　多動、攻撃性とドーパミン……49
10　常同運動とドーパミン……53
11　集中力とノルアドレナリン……58
22　尿中ペプチド検査……114

第5章　デトックス栄養療法のいろいろ

39　サプリメント

赤ちゃんは最初、母乳により栄養素を得て成長し、その後、離乳食という形で栄養を摂取します。成長のためには母乳、離乳食が基本になりますが、これまで説明をしてきた条件の下では、母乳、離乳食以外の栄養素の補給をするサプリメントが必要になります。

その理由の一つとして、環境汚染物質である有害重金属や有害化学物質が、微量であっても慢性的に乳幼児の体内に侵入し、酵素などのタンパク質の本来の働きを損ねていることがあげられます。遺伝子の設計図をもとに作られるタンパク質の中で、体内の生化学反応の速度を変化させる酵素には、ビタミンやミネラルを補助として働いている場合が多くあります。

例えば、視覚に関係する細胞や、聴覚に関係する細胞の生成には甲状腺ホルモンが関与しています。甲状腺ホルモンは、喉の近くにある甲状腺で、アミノ酸の一つであるチロシンをもとに作られます。チロシンに、海藻などに含まれるヨウ素4個をくっつけて、まずT4（チロキシン）という甲状腺ホルモンを作ります。

T4は甲状腺というホルモンを作る工場から全身に送り出されるもので、未完成の状態です。甲状腺ホルモンは細胞の代謝を高め、体温維持にも関与しているので、甲状腺ホルモンがすぐに働き、平熱が上昇して微熱状態にならないようにするため未完成となっています。

甲状腺から目の網膜や耳の蝸牛の細胞に届いたT4は、4個のヨウ素のうちの1個を外すタンパク質、脱ヨード化酵素の働きでT3（トリヨードチロニン）になり、各細胞の代謝を高めます。この脱ヨード化酵素タンパク質には、セレンが補助因子として働いていますが、セレンは水銀との結合も強く、水銀を体外に排泄させる時にも利用されています。そのため、体内の水銀蓄積が増加すると、セレンがデトックスのために利用されてしまい、甲状腺ホルモンの補助因子としてのセレンの減少につながります。甲状腺ホルモンのT3が、血液検査で異常な低下を示すほどの状態でなくても、基準値内で低い数値が持続すると、細胞機能は低下傾向になり、視覚機能、聴覚機能に変化が起きます。視覚では、物の速い動きを追視していけなかったり、聴覚では、高い音域や大きな音量を嫌がったりするなどです。

このような状態に対し、αリポ酸を中心としたサプリメントでのデトックスに並行して、食材からでは十分に摂取できないセレンなどの必須ミネラルの補給が重要になります。

また、もう一つの理由として、遺伝要因として酵素タンパク質には、個人差を示す遺伝子多型《たけい》が存在しています。ドーパミンを分解する反応には、複数の酵素が関与していて、それぞれの遺伝子多型による個人差でドーパミン処理速度に違いが出ます。この速度をできる限り速やかにするために、それぞれの酵素タンパク質の補助因子としてビタミンB_{12}、葉酸やビタミンB_2を調整しながら投与します。この調整には医療的なサポートが必要なため、医療者へ相談をしながら行うと良いでしょう。

甲状腺ホルモンと水銀

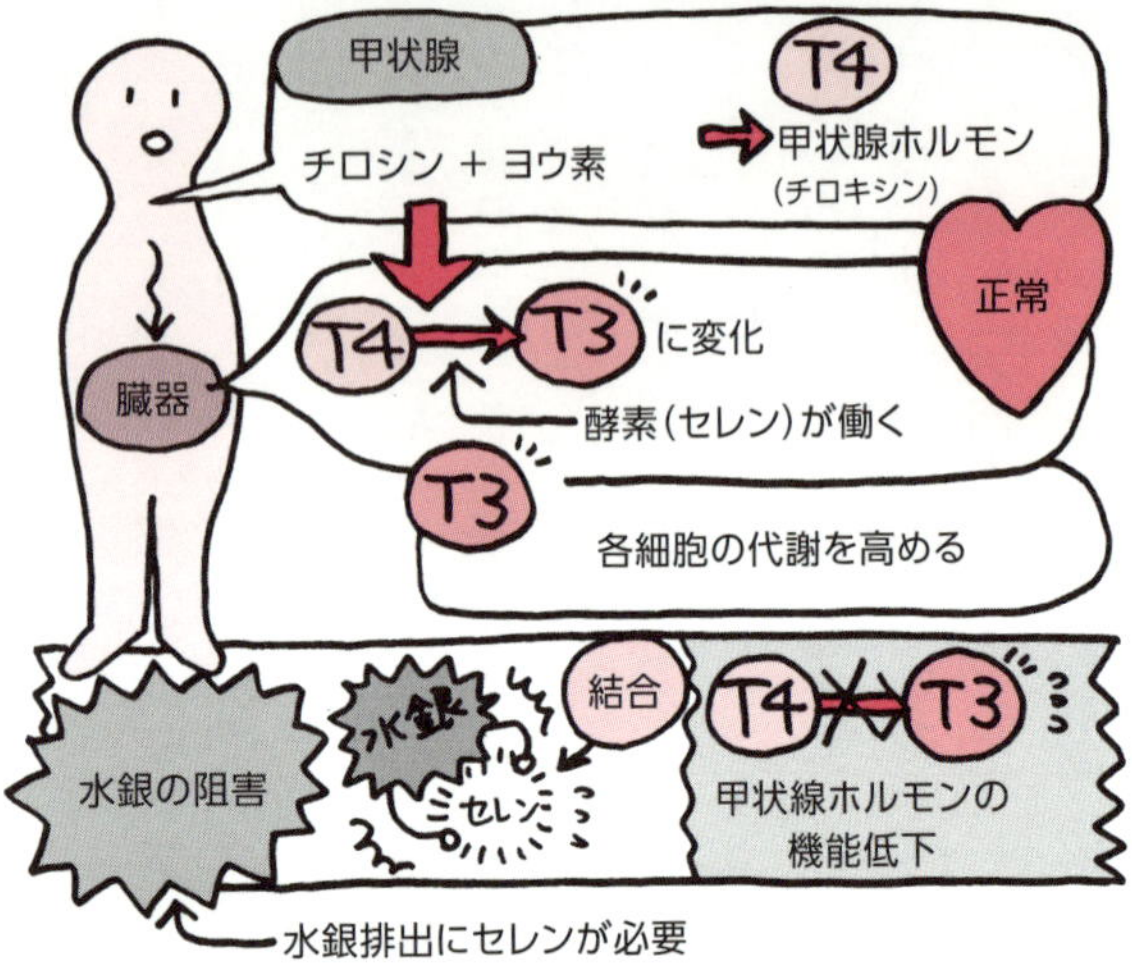

セレンが不足すると甲状腺の機能低下のほかに、動脈硬化、心臓病、脳梗塞やガン、アルツハイマーや老化の促進、疲労、免疫力の低下を引き起こす場合がある。

●ポイント

①デトックス栄養療法は、有害重金属の引き算と必要な栄養素の足し算が基本である。

②聴覚や視覚の発達において、甲状腺ホルモンは重要な働きをしているが、水銀はセレンを介してその働きを阻害する。

③魚類を通じて体内に水銀（メチル水銀）が侵入する際、侵入する通路のタンパク質に個人差（遺伝子多型）があるため、個人によって症状の程度が異なる。

④デトックスを行うことで、必要な栄養素の利用が促進されるので、足し算を継続して行うことが大切である。

●関連項目

5　言葉の発達と自閉症……30

6　斜め見と発達障害……35

23　遺伝子多型検査……119

26　足し算のビタミン……131

27　足し算のミネラル……135

40　野菜・果物

αリポ酸を含むサプリメントで、水銀や鉛などの有害重金属を積極的に排出させると、子どもたちに何らかの変化が見えてきます。しかし、次のような症状が治まらない場合は、食べ物に含まれているフェノール類が影響しているかもしれません。フェノールとはカメの甲羅のベンゼン環に、水（H_2O）の一部の水酸基（OH）がくっついたものです。

・キンキンした高い声でわめく。
・独り言をずっと言っている。
・何事にもしつこくなる。
・落ち着かなくなる。
・機嫌がすごく悪くなる。

食べ物でそんなに影響が出るとは信じられないかもしれませんが、発達障害の子どもたちによっては、顕著に症状が表れる場合があります。カゼイン、グルテンの問題はかなり広く知られていて、乳製品をやめたり、小麦をなるべく摂らないようにしたりしますが、フェノール類については、気づかず食べさせている場合があります。

食べ物や薬の中には、フェノール類（フェノール、サリチル酸など）を含む物が種々あります。発達障害の子どもたちの中は、フェノール類の処理がうまく行われず、それらが脳機能を乱す物質に変化してしまうために、症状が出てしまう子どもがいます。

フェノール類（サリチル酸など）が多く含まれている食べ物としては、トマト、オレンジ、オレンジジュース、イチゴ、リンゴ、リンゴ酢、ペパーミント、アプリコット、ベリー類、ブドウ、モモ、ニンニク、大根、カレー粉、胡椒、ココナッツオイル、はちみつ、生姜、紅茶、パイナップル、ほうれん草、ニンジン、きゅうりなどがあります。

食べ物に添加物として含まれているものでは、BHA、BHTなどの酸化防止剤、着色料、合成の香料、コーンシロップ、植物タンパク質加水分解物、ソルビン酸、亜硫酸塩などがあります。また、解熱剤のアスピリンも、フェノールの構造をしています。

子どもたちがフェノール類を含んだ食品を自ら欲しがる場合は、フェノール類に反応している場合が多いようなので、食生活を見直してみましょう。例えば、やたらとオレンジジュースを飲みたがる、カレーの場合、具をあまり食べずに汁を飲み水のようにゴクゴクと食べたり（飲んだり）する、スパイス風味の物を好む、おやつにはミント味のアイスばかりを欲しがるなど、このような症状が見られる場合は注意が必要です。

ただし、これらすべての食べ物に反応するわけではないので、選択も余計難しくなります。

これを食べると何か変化が起きているなど、疑わしい物が見つかった時は、摂取させるのを一度やめてみてください。食物の除去に取り組む場合は、除去する前の症状をメモに取り、除去しながら刻々と変化する状態について記録をして、後から吟味できるようにしておきましょう。

フェノール類（サリチル酸など）を多く含む食品・添加物など

トマト、オレンジ、オレンジジュース、イチゴ、リンゴ、リンゴ酢、ペパーミント、アプリコット、ベリー類、ブドウ、モモ、ニンニク、大根、カレー粉、胡椒、ココナッツオイル、はちみつ、生姜、紅茶、パイナップル、ほうれん草、ニンジン、きゅうり

BHA、BHTなどの酸化防止剤、着色料、合成の香料、コーンシロップ、植物タンパク質加水分解物、ソルビン酸、亜硫酸塩

解熱剤のアスピリン

●ポイント

①本来、野菜や果物は、子どもたちの成長に必要である。
②個人差があるが子どもによっては、野菜や果物に含まれるフェノール類などに反応する場合がある。
③さまざまな取り組みを行って症状が改善している時に、思いがけない症状が出てきた場合、フェノール化合物について検討してみることも必要である。
④フェノール化合物を含む野菜、果物には、トマト、オレンジ、イチゴ、ブドウ、パイナップル、カレー粉、生姜、ほうれん草、ニンジンなどがある。
⑤原因の分からない場合は、食材日記をつけて原因食材を見つけ出す。

●関連項目

5　言葉の発達と自閉症……30
6　斜め見と発達障害……35
23　遺伝子多型検査……119

41 油脂

私たちの食生活に、揚げ物はなくてはならないものになっており、から揚げ、フライドチキン、コロッケ、てんぷらなど、食用油を利用した料理が毎日の食卓に上ります。

脂質の増加は、食事中のカロリー量の増加につながり、肥満と関係づけられ、動脈硬化などの生活習慣病とのつながりも指摘されます。一方で、質的な問題として、アレルギー問題が指摘されていますが、一般の人々には、まだ十分な理解が進んでいないようです。

食材中の脂質は、細胞膜の成分であるリン脂質の構成材料として、利用されています。この細胞膜の脂質は、平時は細胞の内部を守る細胞膜の成分として働きますが、一旦、炎症反応が起きると、脂肪酸を切り離して、炎症関連物質アラキドン酸の生成を行います。このアラキドン酸が、アレルギーの発症に関係しているのです。ただし、脂肪酸の種類によっては、炎症を抑える働きをするものもあります。

その昔、お中元、お歳暮のテレビコマーシャルに、紅花油のセットが紹介されていました。紅花油は、血液中のコレステロールや中性脂肪を低下させ、動脈硬化の予防に効果があるといわれ、その季節になると、紅花油の贈り物が繰り返し届いたものです。しかし、その後の研究で、紅花油のリノール酸には、コレステロールを低下させる効果がないことが発表され、テレビコマーシャルから紅花油が消え、スーパーの売り場の展示も、めっきり減ってしまいました。

一方で、最近注目され始めた食用油は、オリーブ油や亜麻仁油、エゴマ油です。オリーブ油の主成分はオレイン酸です。亜麻仁油やエゴマ油の場合は、α‐リノレン酸が主成分になっています。

食用油を加熱し続けて、油の色や臭いが変化する場合、油の中の脂肪酸構造の二重結合（炭素と炭素を結ぶつながりが２本の手になっている）の数によって、酸化の度合いが変わります。二重結合が少ないオレイン酸は酸化されにくく、加熱に向いています。一方、二重結合の数が多いα‐リノレン酸は、加熱には適さないため、ドレッシングなどに利用すると良いのです。

α‐リノレン酸は、体内に吸収されると、ＥＰＡやＤＨＡに変化し、血液の流れをよくしたり、脳神経の情報処理に利用されたりします。魚に含まれるＥＰＡが、子どもたちの脳の発達に良いから、魚を食べましょうというコマーシャルがテレビで流されていたことがあります。ＥＰＡを含むと言っても、同時に水銀も含まれ、水銀によって発生する活性酸素により、ＥＰＡが酸化される危険性もあります。植物性の亜麻仁油やエゴマ油から、ＥＰＡやＤＨＡが得られるならば、無理に魚を食べる必要はありません。

ただし、これにも個人差があり、α‐リノレン酸をＥＰＡやＤＨＡに変換する酵素の速度が遅い場合もあるので、その場合はサプリメントによるＥＰＡ、ＤＨＡの摂取が重要です。

揚げ物に使用される油に、リノール酸が含まれていることがあり、この酸化された油によるから揚げなどを食べると、ハイテンションになる子どもたちがいます。揚げ物を味わいたいだけでなく、この気分を味わい気分変化を楽しみたいがために、フライドチキンなどを好んで食べる場合もあるようです。

子どもたちが揚げ物などを食べた後は注意深く観察し、変わった様子がないかを確認するようにしましょう。

●ポイント

①子どもたちは、から揚げなどの揚げ物が好きで、油脂を多く摂取している。
②油脂の中の脂肪酸は、身体の細胞膜の成分として利用される。
③細胞膜の中の脂肪酸は炎症反応が生じると、その中から脂肪酸を切り出して、血液中に放出する。
④紅花油、コーン油、大豆油（揚げ物用油）、ごま油に含まれるリノール酸は、炎症反応を起こし、アレルギーのきっかけとなるので、摂取量を控える。
⑤エゴマ油に含まれるα－リノレン酸はアレルギーを抑える働きがあり、さらに体内でEPAやDHAに変化して脳の発達に重要なものとなる。

●関連項目

14　水銀と殺菌作用……76
15　水銀とDPP－4、免疫、食後低血糖……80
24　身体に優しい引き算、デトックス……122

参考文献

1 Kanner, L. 1943, Autistic Disturbances of Affective Contact (pdf), Nervous Child, 2, pp.217-250.

2 Mercury in Medicine, Taking Unnecessary Risks, A Report Prepared by the Staff of the Subcommittee on Human Rights and Wellness Committee on Government Reform, United States House of Representatives, Chairman Dan Burton, May 2003

https://vaccines.procon.org/sourcefiles/Burton_Report.pdf

3 Pichichero ME, 2002, Mercury concentrations and metabolism in infants receiving vaccines containing thiomersal: a descriptive study. Lancet. Nov 30;360(9347):1737-41.

4 Minami T. 2010, Induction of metallothionein in mouse cerebellum and cerebrum with low-dose thimerosal injection., Cell Biol. Toxicol. Apr;26(2):143-52.

5 Weber T, 2002, Thyroid hormone is a critical determinant for the regulation of the cochlear motor protein prestin. Proc Natl Acad Sci U S A. Mar 5;99(5):2901-6.

6 Pessôa CN, 2008, Thyroid hormone action is required for normal cone opsin expression during mouse retinal development. Invest. Ophthalmol. Vis. Sci. May;49(5):2039-45.

7 Grandjean P, 1999, Methylmercury exposure biomarkers as indicators of neurotoxicity in children aged 7

years. Am J Epidemiol. Aug 1;150(3):301-5.

8 Myers GJ, 1995, Neurodevelopmental outcomes of Seychellois children sixty-six months after in utero exposure to methylmercury from a maternal fish diet: pilot study. Neurotoxicology. Winter;16(4):639-52.

9 原田正純　２００９「小児性・胎児性水俣病に関する臨床疫学的研究」社会関係研究 Jan;14(1):1-66.

10 Canfield RL, 2003, Intellectual impairment in children with blood lead concentrations below 10 microg per deciliter. N Engl J Med. Apr 17;348(16):1517-26.

11 Schnaas L. 2006, Reduced intellectual development in children with prenatal lead exposure. Environ Health Perspect. May;114(5):791-7.

12 Nigg JT, 2008, Low blood lead levels associated with clinically diagnosed attention-deficit/hyperactivity disorder and mediated by weak cognitive control. Biol Psychiatry. Feb 1;63(3):325-31.

13 Patrick L. 2002, Mercury toxicity and antioxidants: Part 1: role of glutathione and alpha-lipoic acid in the treatment of mercury toxicity. Altern Med Rev. Dec;7(6):456-71.

14 大森隆史　２０１４『発達障害を治す』（幻冬舎新書）

15 大森隆史　２００５『毛髪ミネラル検査のすすめ』（コスモ21）

16 大森隆史　２００７『αリポ酸よくばり健康法』（コスモ21）

大森隆史　OMORI Takashi

1954年大分県生まれ。九州大学工学部大学院合成化学専攻修士課程修了。九州大学医学部卒業。現在、内科医師として東京でクリニックに勤務する傍ら、発達障害治療専門の研究室を主宰。体内に蓄積された有害物質を排泄し、ビタミン・ミネラルを補給する「デトックス栄養療法」を中心に、発達障害の子どもたちの治療にあたっている。著書に『毛髪ミネラル検査のすすめ』（コスモ21）、『「重金属」体内汚染の真実』（東洋経済新報社）、『からだの毒出し生活術』（サンマーク出版）、『デトックス・バイブル』（マガジンハウス）、『発達障害を治す』（幻冬舎）など多数。

Dr. 大森隆史の『発達障害を治す』研究室
ホームページ
https://medipreme.wordpress.com/
メールアドレス
2015hagukumu@gmail.com

発達障害を克服するデトックス栄養療法

2018年9月27日　初版第1刷発行

著者	**大森隆史**
発行人	**阿部秀一**
発行所	**阿部出版株式会社**
	〒153-0051
	東京都目黒区上目黒4-30-12
	TEL ：03-3715-2036
	FAX：03-3719-2331
	http://www.abepublishing.co.jp
印刷・製本	**アベイズム株式会社**

ISBN978-4-87242-665-6　C0047